国家科学技术学术著作出版基金资助出版

主 编 黄璐琦 袁 媛 李晓琳

中国中药材种子显微鉴别图典

果实种子类

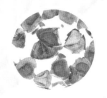

上海科学技术出版社

图书在版编目（CIP）数据

中国中药材种子显微鉴别图典：果实种子类 / 黄璐琦，袁媛，李晓琳主编. -- 上海 : 上海科学技术出版社，2024.1
ISBN 978-7-5478-6414-2

Ⅰ. ①中… Ⅱ. ①黄… ②袁… ③李… Ⅲ. ①药用植物－种子－显微结构－鉴别－图集 Ⅳ. ①R282.5-64

中国国家版本馆CIP数据核字(2023)第217268号

本书出版得到中国中医科学院科技创新工程项目资助。

中国中药材种子显微鉴别图典：果实种子类

主　编　黄璐琦　袁　媛　李晓琳

上海世纪出版（集团）有限公司
上海科学技术出版社 出版、发行
（上海市闵行区号景路159弄A座9F-10F）
邮政编码201101　　　www.sstp.cn
山东韵杰文化科技有限公司印刷
开本 787×1092　1/16　印张 10.75
字数 150千字
2024年1月第1版　2024年1月第1次印刷
ISBN 978-7-5478-6414-2 / R·2889
定价：158.00元

内容提要

　　基于当前中药材种子鉴别技术发展现状，以及作者团队长期积累的实践经验，本书以图文并茂的方式，展现了51种果实种子类中药材种子的外观、来源、性味功效、生境分布、横切面和粉末显微特征等，叙述扼要，重点突出。图片均为原创高清摄影，较全面地反映了中药材种子的形态性状、细胞结构、显微特征等核心内容，充分展现了中药材种子鉴别新技术、新方法，是一部原创性、权威性和实用性较强的学术著作。

　　本书可供从事中药材鉴定、检验、种植、生产等领域的工作者使用。

编委会

◀ 主编 ▶

黄璐琦　袁　媛　李晓琳

◀ 副主编 ▶

白云俊　金　艳

◀ 编委 ▶

（以姓氏笔画为序）

尹平阳　白云俊　刘志浩　闫志华

李晓琳　陈洁臻　罗　丽　金　艳

袁　媛　黄璐琦

前　言

　　中药种质资源是国家战略资源，种子是中药材生产的源头。中药材种子的真伪、优劣，直接影响到药材的有效性和安全性。与作物种子相比，除人参、三七等品种外，大多数中药材种子的驯化和栽培历史较短，种子生产尚没有实现规范化、标准化、流程化。目前，市场上流通的一些中药材种子还依赖于野生资源，中药材种子的质量参差不齐，存在种源混杂、真伪混淆、陈种新卖、成熟度和净度低等问题，亟须对市场上流通的中药材种子进行鉴别和质量评价，从而规范中药材种子市场，从源头保证中药材质量，促进中药材产业的高质量发展。

　　种子鉴别方法包括性状鉴别、显微鉴别、化学指纹图谱鉴别、分子鉴别等，近年来也涌现出电子鼻、X射线衍射法、电化学指纹图谱、光谱成像与机器学习等新兴鉴别技术。性状鉴别虽然具有简单、便捷、低成本的特点，但一些近缘种的种子性状非常相似，难以准确鉴定，因此显微鉴别被作为目前较为常用的、不可或缺的种子鉴别方法。

　　本书是在《中国中药材种子原色图典》的基础上，历经多年的实践工作积累编撰而成的。全书共收载51种果实种子类中药材种子，以图文并茂的方式，展现了种子的来源、性味功效、生境分布、横切面显微特征及粉末显微特征，以高清、精细、准确的彩色图片，呈现出中药材种子的外观形态、横切面显微特征及粉末显微特征，并配以关键的鉴别特征，填补了我国中药材种子显微鉴别研究的空白。后续还将编撰出版其他中药材种子显微鉴别系列图典。

　　本书可供中医药及植物学领域的学生、教师、研究人员以及从事中药材鉴定、检验、种植、生产、销售人员参考，同时也具有较好的科普价值。

本书在种子收集、基原鉴定等方面，得到了国内众多中药学及植物学专家、学者及同行的支持，广西药用植物园种质资源库、湖北省药用植物种质资源库提供了多份种子材料。对此，谨向他们表示衷心感谢！

中药材种子显微鉴定研究目前正处于发展阶段，报道较少。因作者水平有限，书中难免存在不足之处，敬请广大读者和专家提出宝贵意见，以便本书再版时内容更加完善。

编者

2023 年 8 月

| 目　录 |

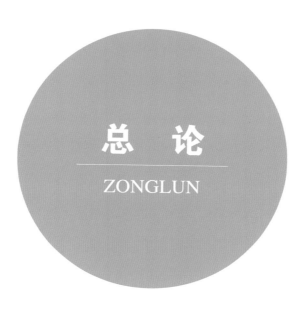

总　论

ZONGLUN

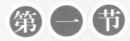

种子形态学概述

种子相较于植物的营养器官，是遗传稳定性最强的繁殖器官。种子的形态结构与种子的生理功能、植物对环境的适应性密切相关。自然界种子植物种类繁多，也形成了多种多样的种子形态。种子的形态特征可作为植物科、属、种的分类依据，同时也是进行种子鉴别、质量评价、清选分级及安全储藏等的重要依据。种子形态学是描述性分类的一个重要方面，也是植物系统与演化研究的重要领域之一。种子形态学研究不仅具有重要的理论意义，而且还具有一定的经济效益和应用价值。

本书中"种子"的含义为广义上的种子，除包括植物学定义的真种子，即种子植物的胚珠受精后发育成熟形成的结构，同时也包括一些干燥不开裂的种子状果实，如颖果（或带小花）、瘦果（或带花被）、坚果（或带壳斗）、核果、分果、翅果等，或为果实一部分，如节荚、果核等。

种子形态学的研究内容包括种子的外观形态和内部结构。外观形态包括种子形状、颜色及光泽、大小、表面及附属物、种皮特化结构等。种子的形状指种脐朝下时种子的形状，描述参照分类学协会描述性术语委员会（Systematic Association Committed for Descriptive Terminology）制定的对称平面图形和立体名称。种子大小以长、宽、厚表示，规定长度指着生种脐的种子端至种子相对端间的轴长，宽度指垂直于长度轴的种子最大直线距离，厚度指垂直于宽度的第三平面的直线距离；宽度和厚度均测量种子的最大部位。表面包括平滑、粗糙或突起、凹凸类型，附属物包括翅、刺、芒、毛、冠毛、树脂囊、果核缝线、气孔、宿存花柱、宿存花被，以及黏质的形态、分布、大小、长短等特征。种皮的特化结构包括种脐（或果瘢）、种脊、合点、种阜、种孔等的位置、形态、大小、颜色等。

种子内部结构基本是由种皮、胚乳和胚组成。种皮需要观察表面的纹饰、切面的厚度、纹理、有无孔穴、维管束、油管等；胚乳需要观察胚乳的有无、颜色、质地、厚度等；胚需要观察胚的位置、大小、形状、颜色、子叶与下胚轴的比例、子叶并合或开展、有无叶脉等，判断胚的类型。

目前，形态学鉴别仍是中药材种子鉴别中最为简便、经济、快速的方法。鉴于中药材多基原现象极为普遍，且多基原药材的种子外观极为相似；某些非多基原药材的种子也非常相似，例如青葙和鸡冠花的种子，华黄芪和扁茎黄芪等，外观形态和解剖结构无显著差异，常常难以鉴别，但通过显微性状可找到它们各自的鉴别特征。因此，中药材种子鉴定亟须开展包括显微性状、微性状在内的形态学系统鉴别研究。

相比于其他植物组织，种皮与胚乳、胚的硬度差异较大，不易软化，种子切片制作较为困难，目前有关种子显微鉴别的报道相对较少。因此开展中药材种子显微鉴别研究，对于中药材种子鉴别和质量评价具有重要的理论意义和实用价值。

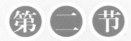

第二节
中药材种子鉴别技术及应用

中药材种子常见的鉴别方法包括性状鉴别、显微鉴别、理化鉴别、微性状鉴别、分子鉴别、光谱成像、人工智能识别、X射线，以及电子鼻、电化学等鉴别新技术。近年来，中药材种子的鉴别技术不断发展。在传统本草学和植物分类学的支持下，性状鉴别因其快速简便的特点，目前仍是中药材种子最常用的快速鉴别手段。随着对中药材种子微观结构及理化特点的深入了解，建立显微鉴别和理化鉴别方法，大大提高了中药材种子鉴别的准确度，而基于遗传物质DNA多态性的分子鉴别技术的出现，进一步提高了中药材种子鉴别的准确度。同时，为了满足现代中药产业生产环节对种子的需要，种子品质无损快速检测技术也成为当前的研究热点。

一、性状鉴别

性状鉴别是通过眼观、手摸、鼻闻、口尝、水试和火试等感官评价来鉴别中药材种子真伪的方法，是最简便、迅速和有效的鉴别方法。其鉴别内容包括种子形状、大小、颜色、表面及附属物、种皮特化结构、切面特征、质地和气味等。

中药性状鉴别法的应用历史悠久，目前在中药材种子的生产与销售中也作为一种很常见的鉴别方法。性状鉴别的优势在于其具有简便、快速、实用性强的特点，但存在准确率较低、缺乏完整鉴别标准及对鉴别人员专业素养要求较高等问题，因此应尽快完善中药材种子性状特征，并建立相应的质量评价体系。

如杨帆等对收集的野生防风、栽培防风和地方习用品防风种子的性状特征进行了描述，比较分析了不同批次种子的长度、宽度及厚度，明确了不同种源防风种子的质量鉴别方法，建立了关防风种子的质量标准，为提升道地药材防风的质量提供种源保障。韦颖等对105种药用植物种子的形状、大小、颜色及表面纹理等进行了观察总结，总结了大量药用植物种子的性状鉴别特征，并提供了可视化的结果，为中药材种子的真伪鉴别提供了科学依据。目前《中国药典》（2020年版）共收录了47个种子类药材，覆盖了33个科63个基原，各药材项下均记载了详细的性状鉴别特征，可为中药材种子的性状鉴别提供参考。

二、显微鉴别

（一）概述

显微鉴别是指利用显微镜对药材（饮片）切片、粉末、表面、解离组织或磨片制片，以及含有饮片粉末的制剂进行观察，并根据组织、细胞或内含物等特征进行相应药材鉴别的一种方法。种子显微鉴别分为组织鉴别和粉末鉴别，其中组织鉴别主要通过观察种子的切片或磨片以鉴别其组织构造特征，适用于完整的种子或粉末特征相似的同属药用植物种子的鉴别。粉末鉴别是通过观察种子的粉末制片或解离片鉴别其细胞结构及内含物的特征，适用于破碎、细小种子的鉴别。种皮显微特征包括种皮表皮细胞、种皮栅状细胞、油细胞、色素细胞、石细胞、薄壁细胞的形态、细胞内含物和各层的分布，以及表皮附属物的特征及分布。胚乳和胚细胞的显微特征主要包括石细胞形态、细胞壁厚度及细胞内容物。细胞内含物包括菊糖、淀粉粒、糊粉粒、挥发油、晶体、脂肪油等。

（二）应用举例

显微鉴别可用于常见中药材种子及其伪品的鉴别，如天仙子与南天仙子是两种大小和形状等极其相似的种子类药材，极易混淆，但成分、功效截然不同，因此需要准确鉴别。显微鉴别发现天仙子与南天仙子的种皮细胞形态、子叶细胞内含物具有明显差异，可作为两种药材的关键鉴别特征。同时，显微鉴别也适用于中药材种子的基原鉴别，如刘家水等采用显微鉴别的方法比较菟丝子与南方菟丝子的显微特征，发现种皮表皮细胞侧面观的形状和内列种皮栅状细胞的径向长度的不同，可以用于区别菟丝子与南方菟丝子。

1. 天仙子与南天仙子显微鉴别

（1）材料：天仙子药材共收集10批样品，南天仙子药材共收集2批样品，经辽宁中医药大学药学院王冰教授鉴定。

（2）方法

1）组织显微鉴别：经FAA试液进行材料固定，制成石蜡切片，用番红-亮绿对染，显微镜下观察组织构造，用显微摄影直接照相。（石蜡切片：取材—固定—脱水—透明—浸蜡—包埋—切片—黏片—脱蜡—染色制片—加拿大树胶封片）

2）粉末显微鉴别

粉碎：取药材用粉碎机研成细粉，过五号筛，即得。

制片：取少许适量药材粉末置于载玻片上，经水合氯醛透化，或不经透化，稀甘油封片，盖上盖玻片显微镜下观察，用显微摄影直接照相。

观察拍照：寻找特征明显、频繁出现的显微鉴定特征。

（3）结果

组织显微鉴别：① 天仙子种皮外表面呈不规则的波状凸起，凸起部位可见透明状的纹理；种皮内表皮细胞1列，多切向延长，壁薄，细胞壁稍皱缩，内含棕色物质。胚乳细胞壁稍厚，内含脂肪油及糊粉粒，子叶的细胞壁薄，内含油滴。② 南天仙子种皮外侧附着多数黏液化表皮毛，表面密被横向纹理；种皮细胞1列，内含棕色物质；种皮内表皮细胞1列，排列整齐，略切向延长。子叶2枚，为薄壁细胞组成，内含草酸钙簇晶及油滴。

粉末显微鉴别：① 天仙子种皮外表皮细胞表面观垂周壁波状弯曲，众多；侧面观呈角状突起，较少；子叶细胞众多，壁薄，平直，无色，含油滴；胚乳细胞众多，壁稍厚，含糊粉粒及油滴。② 南天仙子种皮细胞被众多黏液状表皮毛，表面具细密的横向纹理；黏液化表皮毛众多；子叶细胞类长方形或多角形，内含草酸钙簇晶及脂肪油滴。

2. 菟丝子与南方菟丝子显微鉴别

（1）材料：菟丝子、南方菟丝子于2015年10月收集于安徽亳州药材市场，经广州中医药大学中药鉴定学教研室张丹雁教授鉴定为旋花科植物菟丝子（*Cuscuta chinensis* Lam.）及南方菟丝子（*Cuscuta australis* R.Br.）的干燥成熟种子。

（2）方法：对菟丝子、南方菟丝子徒手切片、制片，镜检其横切面的显微特征，同时镜检菟丝子、南方菟丝子粉末的显微特征，记录并拍照。

（3）结果：菟丝子与南方菟丝子的横切面和粉末显微特征相似，横切面结构由外到内分别为1列种皮表皮细胞、2列种皮栅状细胞、胚乳、胚。两种菟丝子显微特征的差别在于种皮表皮细胞侧面观的形状和内列种皮栅状细胞的径向长度（表1、图1）。

表 1　菟丝子与南方菟丝子横切面和粉末显微特征比较

药品	种皮表皮细胞	种皮栅状细胞	胚乳细胞	子叶细胞
菟丝子 *Cuscuta chinensis* Lam.	横切面：1列，类方形，少数为长方形，径向长度21～44μm，切向长度15～45μm，外壁中央凹陷，角隅处明显增厚呈角状突起，侧壁稍厚。粉末：表面观呈圆多角形，壁厚3～9μm	横切面：2列，类长方形，外列细胞较短，径向长度15～25μm，内列细胞较长，径向长度30～36μm，内列外侧近交界处有一条光辉带，外列栅状细胞与内列栅状细胞径向长度比为1.0∶1.3～2.3。内侧为颓废组织。粉末：表面观呈多角形，直径4～11μm，壁厚约1μm	外层胚乳细胞排列紧密，呈多角形，壁不均匀增厚，内含糊粉粒；内层胚乳细胞排列较疏松，呈椭圆形，内含糊粉粒	横切面呈多角形，纵剖面类长方形，内含糊粉粒及脂肪油滴
南方菟丝子 *Cuscuta australia* R. Br.	横切面：1列，类长方形，少数为正方形，径向长度30～42μm，切向长度27～38μm，外壁中央凹陷，角隅处明显增厚呈角状突起，侧壁稍厚。粉末：表面观呈圆多角形，壁厚2～7μm	横切面：2列，类长方形，外列细胞较短，径向长度12～24μm，内列细胞较长，径向长度42～50μm，内列外侧近交界处有一条光辉带，外列栅状细胞与内列栅状细胞径向长度比为1.0∶1.9～3.6。内侧为颓废组织。粉末：表面观呈多角形，直径4～11μm，壁厚约1μm	外层胚乳细胞排列紧密，呈多角形，壁不均匀增厚，内含糊粉粒；内层胚乳细胞排列较疏松，呈椭圆形，内含糊粉粒	横切面呈多角形，纵剖面类长方形，内含糊粉粒及脂肪油滴

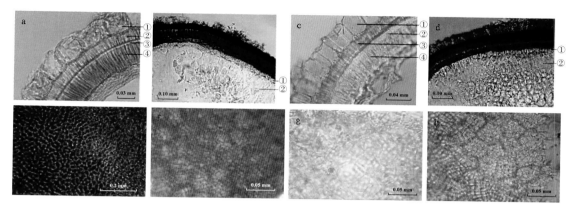

图1　菟丝子与南方菟丝子横切面及粉末的显微观察结果

a. 菟丝子横切面一（① 种皮表皮细胞，② 外种皮栅状细胞层，③ 光辉带，④ 内种皮栅状细胞层）；b. 菟丝子横切面二（① 外层胚乳细胞，② 内层胚乳细胞）；c. 南方菟丝子横切面一（① 种皮表皮细胞，② 光辉带，③ 外种皮栅状细胞层，④ 内种皮栅状细胞层）；d. 南方菟丝子横切面二（① 外层胚乳细胞，② 内层胚乳细胞）；e. 菟丝子粉末种皮表皮细胞；f. 菟丝子粉末种皮栅状细胞；g. 南方菟丝子粉末种皮表皮细胞；h. 南方菟丝子粉末种皮栅状细胞

三、微性状鉴别

（一）概述

微性状鉴别是借助仪器观察待测物表面（包括侧面）等肉眼不易察觉的细微性状特征，并以此作为鉴别依据的一种鉴别方法，是一种介于性状鉴别和显微鉴别之间的另一类鉴别方法。可借助体视显微镜、放大镜、扫描仪、扫描电镜等设备观察到中药材种子细微的外观性状，例如种皮的表面纹饰特征、种皮表皮附属物的特征等，但无法观察到细胞形态，仍属于性状鉴别范畴。微性状鉴别既具有一般性状鉴别的简单易行、迅速的特点，又可以捕获到更为细致的性状特征。种子类药材相较于其他类型的药材，主要关注的微性状包括种子大小、表面性状和种脐特征等。

（二）应用举例

我国枸杞子主产区分布较广，张天天等通过微性状观察不同产地枸杞种子，发现宁夏、青海、新疆和瓜州枸杞子种子区别不大，而宁夏、河北两地枸杞子种子在大小、颜色、表面形状及种脐上皆有不同。进一步调研，了解到宁夏、青海、新疆和瓜州枸杞子均是引种的中宁枸杞，其基原植物为宁夏枸杞（*Lycium barbarum* L.），而河北枸杞子基原为枸杞（*Lycium chinense* Miller）的变种北方枸杞［*Lycium chinense* var. potaninii (Pojarkova) A.M.Lu］，因此可借助微性状鉴别法判断不同产地枸杞子的植物基原。

刘爱朋等采用体视显微镜观察了包括紫苏子、菟丝子和天仙子等10种种子类药材及其混伪品的微性状，结果显示各种药材与其混伪品之间的微性状存在明显差异，可用于上述药材及其混伪品的鉴别；高飞燕等使用微性状鉴别方法对19组共38种种子微性状进行比较，重点研究了石竹科11个属16种植物种子的微形态特征，力求找到种属在科内的关联性和区别点。结果表明每一组不同种子的表面均有不同的微性状特征，可根据这些微性状特征鉴别种子真伪。

微性状鉴别法还可用于炮制前后的种子类药材鉴别，对炮制前后的车前子的微性状进行比较，发现炒香者种脐存在不同程度的开裂，表面可见起泡现象，而生品则无上述特征。

四、化学指纹图谱鉴别

（一）概述

化学指纹图谱是基于现有的各种快速发展的化学分析手段，包括色谱和光谱等，对各种中药材的化学成分进行分析检查，通过获得的谱图信息特征，来达到对中药材真伪鉴别和质量控制的目的。不同中药材种子的化学成分具有特异性，可通过化学指纹图谱特征性进行鉴别，建立中药材种子的"化学指纹"。目前较为常用的有液相色谱、气相色谱以及色谱–质谱联用技术等。化学指纹图谱具有高度的特异性和选择性，能够较为充分地反映出中药复杂混合体系中各种化学成分分布的整体状况，体现了中药成分的复杂性和相关性，与中医药的传统理论相适应。同时，基于化学指纹图谱针对中药物质群化学成分进行表征的特点，更有助于提高中药材鉴别的标准。化学指纹图谱在药材基原鉴别、真伪鉴别、同一品种不同药用部位鉴别和道地产区鉴别等方面广泛应用，当前仍处于快速发展阶段，但该方法存在综合性数据库不完善等问题，还需要更深入的探究和发展。

（二）应用举例

1. 基于HPLC指纹图谱和含量测定的菟丝子药材质量评价研究　王瑜婷等采用相似度评价、主成分分析和正交偏最小二乘判别分析等对不同产地的24批菟丝子药材的HPLC（high performance liquid chromatography, HPLC）指纹图谱进行研究，结果显示24批菟丝子药材的相似度均大于0.9，正交偏最小二乘法判别分析（orthogonal partial least squares-discriminant analysis, OPLS-DA）将样品分为4类，并分别对应4个产地，所建立的HPLC指纹图谱能够有效地区别不同产地的菟丝子药材，对菟丝子药材的真伪鉴别和质量控制研究具有重要意义。

（1）材料：24批菟丝子药材经广东一方制药有限公司魏梅主任药师鉴定为正品，均为南方菟丝子（*Cuscuta australis* R.Br.）的干燥成熟种子。

（2）方法

色谱条件：色谱柱为Waters X select HSS T3（250 mm×4.6 mm，5 μm）；流动相：乙腈

（A）－0.1%磷酸溶液（B），梯度洗脱（0～30 min，7%～12%A；30～35 min，12%～15% A；35～55 min，15%A；55～80 min，15%～30%A；80～85 min，30%～93%A；85～90 min，93%A）；体积流量：1.0 mL/min；柱温：30℃；检测波长：360 nm；进样量：5 μL。

HPLC指纹图谱的建立：取24批菟丝子药材，分别制备供试品溶液，测定后记录色谱图。采用国家药典委员会颁布的"中药色谱指纹图谱相似度评价系统（2012版）"对色谱图进行匹配，并生成对照指纹图谱。

相似度评价：将24批菟丝子药材指纹图谱的数据文件导入"中药色谱指纹图谱相似度评价系统（2012版）"软件，分别计算各批次菟丝子药材指纹图谱与其对照图谱的相似度。

（3）结果：24批菟丝子药材的相似度均大于0.9，OPLS-DA将样品分为4类，并分别对应4个产地，所建立的HPLC指纹图谱能够有效地区别不同产地的菟丝子药材，对菟丝子药材的真伪鉴别和质量控制研究具有重要意义。

2. 决明子超高效液相色谱指纹图谱研究　姬蕾等运用超高效液相色谱法测定了28批不同地区的决明子药材，初步建立了决明子药材的UPLC指纹图谱，指纹图谱的相似度范围为0.827～0.99，并标记了40个共有峰，明确了其中10个化合物，为决明子药材的真伪鉴别和质量评价提供了依据。

3. 夏枯草种子挥发油GC-MS指纹图谱　雷思敏等研究比较了30批包括夏枯草在内的唇形科种子挥发油成分，并建立了夏枯草种子挥发油的气相色谱-质谱联用指纹图谱，鉴定了16个共有特征峰，结果表明所建立的方法重现性好、特异性强，为夏枯草种子的质量控制提供了有效手段。

五、分子鉴别

（一）概述

近几十年来，将生物技术运用到中药鉴定领域一直是国内外研究热点，而分子标记技术在药用植物及种子鉴别领域更是取得了很大的进展。分子鉴别是通过直接分析遗传物质DNA的多态性来推断物种内在的遗传变异而实现物种鉴别的方法。中药材种子形态及理化性质差异小，传统的鉴别方法存在准确率较低的问题，但分子鉴别从遗传物质水平出发，与传统的鉴别方法比较，具有准确性高和灵敏度好等优势。同时，分子鉴别不仅可以用于种上水平鉴别，同时可以用于种内水平鉴别，如品种鉴定、种质纯度鉴定等。在中药材种子鉴定领域具有广泛的应用前景。目前常用的分子标记包括限制性片段长度多态性标记技术（RFLP）、随机性扩增DNA多态性标记技术（RAPD）、扩增酶切片段多态性标记技术（AFLP）、相关序列扩增多态性（SRAP）、单核苷酸多态性标记技术（SNP）和简单重复序列区间标记技术（ISSR）等。

（二）分子标记鉴别技术

1. 限制性片段长度多态性标记技术　限制性片段长度多态性标记（restriction fragment length polymorphism, RFLP）是1980年由Botstein等首先提出的一种用于构建遗传图谱的标记，是应用最早的分子标记技术之一。RFLP分子标记鉴别的原理为当生物个体或种群中的碱基改变或染色体结构变化时会导致DNA片段酶切位点发生改变，通过限制性内切酶对DNA进行切割而产生种类、数目和长短不同的限制性片段，具有较大差异的DNA片段可通过Southern杂交进行检测。RFLP数量大，呈共显性遗传，具有适用范围广、可靠性高和重复性好等特点，且该技术能够区分种质纯合度，在中药种质鉴别方面具有重要意义。但RFLP技术也存在操作复杂、耗时耗力、试验涉及有毒化学品和限制性内切酶要求严格等弊端，一定程度上限制了该技术的应用与发展。RFLP标记目前主要包括两类，即标准RFLP标记和PCR-RFLP标记。标准RFLP标记技术是利用标记探针与支持膜上酶切后的总DNA进行杂交，通过分析酶切片段大小来判断不同等位基因的特异性，适用于目的序列含量高的样品分析，但因其操作繁琐从而限制了该方法的应用；而PCR-RFLP标记技术是基于PCR技术扩增得到确定等位特异性的DNA片段，再将产物经内切酶消化后进行电泳分离，观察特征谱带。

PCR-RFLP标记技术目前已被《中国药典》（2020年版）收载用于川贝母和霍山石斛的鉴别，受到广泛认可。翟会锋等对苘麻和胡氏苘麻的ITS区进行PCR扩增和RFLP分析，筛选获得了可用于苘麻和胡氏苘麻种子鉴别的限制性内切酶，大大提高了苘麻和胡氏苘麻种子鉴别的准确度。目前研究人员采用RFLP标记技术对多种中药材包括天麻、天南星、半夏和覆盆子等进行了分子鉴别和种质纯度的研究，为中药材种子的鉴别和种质纯度研究提供了研究思路。

2. 随机性扩增DNA多态性标记技术　随机性扩增DNA多态性标记技术（random amplified polymorphic DNA, RAPD）是一种建立在PCR技术基础之上的一种标记技术，实验流程与PCR相似，利用人工合成的10个左右的寡核苷酸（G+C占60%～70%）作为引物，随机扩增基因组DNA，由于引物与模板DNA结合位点数可扩增区域片段长度差异，产物经琼脂糖电泳或聚丙烯酰胺电泳、核酸染料染色，可在紫外灯下检测下观察不同的带型，从而达到物种鉴别的目的。该技术程序简单、操作容易、速度快、灵敏度高。但RAPD分子标记技术所受影响因素较多，重复性较差。DNA模板浓度和退火温度是影响RAPD反应灵敏度的重要因素。DNA模板浓度过低会导致扩增产物不稳定，浓度过高则会增加非专一性扩增产物，造成弥散型产物。合适的退火温度能够增加RAPD反应的敏感性，减少非特异性扩增产物，增加稳定性，提高结果的准确度。

3. 扩增酶切片段多态性标记技术　扩增酶切片段多态性标记技术（amplified restriction fragment polymorphism, AFLP）是1992年由Zabeau等提出的分子标记技术，在RFLP技术基础上结合PCR技术建立，同时具备RFLP技术的可靠性和PCR技术的高效性，其采用了PCR替代了Southern杂交，更加简便、可靠、高效。AFLP的基本原理是对基因组DNA限制性酶切片段进行选择性扩增，因扩增产物的长度不同而产生多态性。首先用限制性酶处理，获取基因组DNA酶切片段，然后使用双链接头与基因组DNA的酶切片段相连接形成扩增反应的模板。由于不同物种基因组DNA序列不同，限制性内切酶酶切后产生的限制性片段的大小也不同。使用特定的双链接头与酶切DNA片段连接作为模板，采用添加选择性碱基的特异性鉴别引物对DNA模板进行扩增，只有限制性位点侧翼的核苷酸与引物的选择性碱基相匹配的片段才能被扩增，扩增产物在聚丙烯酰胺凝胶才会显现出特征性条带。目前AFLP已广泛应用于中药材益智、薏苡、银杏、红花、红花绿绒蒿、广藿香、木槿、石斛和山药等药用植物的种质资源分类和品种鉴定等。

4. 简单重复序列标记技术　简单重复序列（simple sequence repeat, SSR）是由几个核苷酸为重复单位组成的串联重复序列，不同基因型的SSR序列重复数目不同，形成多个位点的多态性，因而可对亲缘关系较近的物种进行鉴别。其中表达序列标签SSR（EST-SSR）相较于基因组SSR（G-SSR），具有信息量大、通用性强和便于开发等特点，已应用于高良姜、野山参、西洋参和三七等中药材种子的鉴别。基于SSR标记开发了SSR-HRM、AmpSeq-SSR、Target-SSR和荧光SSR标记等技术，在中药材种子真伪鉴别和种质资源分类中展现出独特优势。未来可将SSR标记扩增产物多态性转化为数字信息，构建中药材种子的分子身份证。

简单重复序列区间标记技术（inter-simple sequence repeat, ISSR）是由Zietkeiwitcz等于1994年首次提出，是一种在PCR反应体系上发展起来的分子标记技术。其基本原理是在真核基因组中广泛存在的简单重复序列SSR基础上，利用SSR自身来设计引物，在SSR的3′端或5′端锚定1～4个核苷酸，使特定位点发生退火反应并对反向排列SSR间的DNA片段进行PCR扩增，之后进行电泳、染色，从而分析不同样品间ISSR标记的多态性，实现不同样品的鉴别。结合了SSR标记和RAPD标记技术的优点，呈现价格低、重复性高且操作简单的特点，且在无需预先知道DNA序列信息的前提下即可快速稳定地获取大量的信息，因此在种质资源遗传多样性与结构研究、遗传图谱构建、种质资源研究等方面得到越来越广泛的应用。

5. 相关序列扩增多态性　相关序列扩增多态性（sequence-related amplified polymorphism, SRAP）标记技术是2001年由Li等提出的一种基于PCR技术的标记系统，通过设计两套引物分别对基因的开放阅读框架（open reading frames, ORFs）的特点区域进行扩增，分别对外显子区域和启动子区域进行特异性扩增，因不同物种内含子、启动子与间隔区长度的不同而产生多态性。其无需任何序列信息即可进行PCR扩增，具有简便高效和高共显性的特点。但SRAP标记技术由于其仅对ORFs进行扩增，因此对基因组相对较少的着丝粒附近以及端粒的扩增较少，因此可结合SSR标记对此区域进行扩增，获得覆盖面更广的基因组连锁图。目前SRAP标记技术已广泛应用于辛夷、白及、石斛、太子参和黄精等药用植物种质鉴别与遗传多样性分析。

6. 单核苷酸多态性标记技术　单核苷酸多态性（single nucleotide polymorphism, SNP）是指基因组DNA序列中由单个核苷酸（A、T、C和G）的突变而引起的多态性。SNP这一概念于1994年首次出现在《人类分子遗传》杂志上，1996年由美国麻省理工的Lander正式提出并认定其为"第三代分子标记"。基因组上某个位点一个核酸的变化即代表一个SNP，其中包括单个碱基的缺失、插入和替换，替换主要呈现转换和颠换两种形式。常见的检测方法包括：直接测序、单链构象多态性技术（SSCP）、DNA芯片技术、变性高效液相色谱法（DHPLC）、高分辨熔解曲线技术（HRM）等。SNP具有位点数量丰富、分布范围广、分型简单、分辨率高以及高遗传稳定性等特点，广泛应用于中药材种子的真伪鉴别、种质资源遗传图谱构建和分子标记辅助选择等方面。

7. DNA特征序列标记技术　DNA特征序列（DNA signature sequence, DSS）是基于PAV（presence-absence variation）多态性，整合常用DNA分子标记优势特征，自主设计的一种新型DNA标记，主要为解决由于基因渗入、不完全谱系分选、适应性辐射等导致无法提供明确定义物种边界的难题，可同时满足中药鉴定通用性和专属性需求（授权专利：CN113322340B，2022-09-27）。与其他19种DNA条形码标记相比，DSS标记的特异性为100%，高于其他分子标记；通用性为79.38%，高于matK、ycf5、ycf1、atpB，且优化后的DSS片段为40 bp，可用于从食品、药品和环境样品等混合物中检测植物成分，此外还可应用于生物多样性调查、濒危物种贸易监督，以及多基原药材、冷背药材、外来药材、配方颗粒、经典名方的鉴定等，具有广泛应用前景和发展空间。

（三）应用举例

1. 酸枣仁和枳椇子的RAPD分子鉴别

（1）材料：酸枣和枳椇叶分别于2014年4月采自山东省泰安市泰山红门附近和山东农业大学树木园。

（2）方法

1）CTAB法提取基因组DNA：将叶片分别置于预冷的研钵中，倒入液氮尽快将叶片研碎。取1 g叶片粉末加入10 mL 65℃预热的CTAB缓冲液中，轻轻转动使之混匀。将混合体系置于65℃水浴保温30 min后，加等体积的氯仿-异戊醇（24∶1），轻轻混匀并在冰上放置10 min。4 000 r/min离心10 min，取上清，加入2/3体积的异丙醇，轻轻混匀，4℃过夜。次日，4 000 r/min离心2 min，去上清，向沉淀中加75%乙醇洗涤3次，室温干燥后用TB缓冲液溶解，即得植物基因组DNA。基因组DNA用1%琼脂糖凝胶进行电泳。

2）引物的筛选：为了防止两引物之间发生扩增，先对引物进行筛选，设计不加模板的PCR反应体系：1 U Taq酶，dNTP mix（各10 mmol/L），2.5 μL 10×Taq buffer，1 μmol/L

引物1，1 μmol/L引物2，补加灭菌水至25 μL。扩增循环程序为95℃变性30 s，42℃退火30 s，72℃延伸1 min。反应产物用1%琼脂糖凝胶进行电泳。

3）RAPD PCR反应

体系：1 U Taq酶，dNTP mix（各10 mmol/L），2.5 μL 10×Taq buffer，1 μmol/L引物1，1 μmol/L引物2，DNA模板200 ng，补加灭菌水至25 μL。

各引物的扩增循环程序：95℃变性30 s，42℃退火30 s，72℃延伸1 min。PCR反应产物用1%琼脂糖凝胶进行电泳。

（3）结果：用8对引物对酸枣、枳椇DNA样本进行扩增，均出现条带。从这些引物扩增的DNA指纹图谱可知，酸枣和枳椇的RAPD多态性明显。其中，S1、S4、S6、S9、S10引物，两样本扩增条带完全相同。S3、S5、S8引物，两DNA样本扩增条带存在差异：S3组，枳椇在1 000 bp、500 bp处有一明显亮带，而酸枣的谱带却明显暗淡；S5组，酸枣在500 bp处有一明显条带，枳椇却没有条带；S8组，酸枣在250～500 bp有三条条带，在800 bp左右有一条带，而枳椇在250～500 bp只有一条，在800 bp左右无条带。通过特异性条带，可进行酸枣和枳椇的鉴别。最终实验筛选出3对鉴别引物：S3-1：GGACCT-GCAC，S3-2：GCACCTAGCC；S5-1：ACCTGGACAC，S5-2：AGAGGGCACA；S8-1：GGCTCAGCAT，S8-2：CACCAGGCAC。

2.蒙古黄芪和膜荚黄芪种子的DSS分子鉴别

（1）材料：收集内蒙古、山西、甘肃、河北、山东和江苏等地黄芪及其伪品种子55批，其中蒙古黄芪（27批）、膜荚黄芪（14批）、紫云英（3批）、沙苑子（4批）、望江南（4批）、斜茎黄芪（3批）。

（2）方法

1）基因组DNA的提取：将蒙古黄芪、膜荚黄芪及其混伪品种子样本，用75%乙醇擦拭表面，自然挥干后放入2.0 mL离心管中，液氮速冻，用高通量组织球磨仪研磨2 min（4 000 r/min），参照多糖多酚植物基因组DNA提取试剂盒说明书，对种子样本进行总DNA提取。

2）引物设计：对蒙古黄芪和膜荚黄芪叶绿体基因组数据进行筛选得到DSS片段，并分别获得对应的蒙古黄芪、膜荚黄芪SNP位点，根据蒙古黄芪、膜荚黄芪对应的SNP位点设计引物对［MG-F：GTTTATCAGTGGTGGTATAGT（5′～3′），MG-R：TAAGGAACTGACTCCAAA（5′～3′）；MJ-F：CTACTGTTTGTCCCTCCT（5′～3′），MJ-R：TGTACGGCTTTACAGTGA（5′～3′）］。

3）PCR反应体系：PCR反应体系总体积为25 μL，上、下游引物各0.4 μL，DNA聚合酶12.5 μL，一定量的DNA模板，无菌双蒸水补足剩余体积。

（3）结果

1）PCR鉴别方法的确立：根据退火温度、循环次数、Taq酶种类、DNA模板量的考察结果，确定反应体系为2×M5 PCR Mix 12.5 μL，鉴别引物（10 μmol/L）各为0.4 μL，DNA模板2.5 μL（500 ng），无菌双蒸水9.2 μL。蒙古黄芪特异性PCR反应参数为：95℃预变性3 min；94℃变性30 s，62℃退火30 s，72℃延伸30 s（循环反应28次）；72℃延伸5 min。膜荚黄芪特异性PCR反应参数为：95℃预变性3 min；94℃变性30 s，58℃退火30 s，72℃延伸30 s（循环反应28次）；72℃延伸5 min。两种鉴别方法使用4台PCR仪均可得到对应条带，且伪品无扩增条带。

2）专属性及适用性考察：采用引物对MG-F/MG-R，经PCR扩增和凝胶电泳后，蒙古黄芪在约220 bp处得到特异性条带，而膜荚黄芪和伪品种子无条带；采用膜荚黄芪特异性PCR引物对MJ-F/MJ-R，经PCR扩增和凝胶电泳后，膜荚黄芪在约150 bp处得到特异性条带，而蒙古黄芪及伪品无扩增产物，证明该方法具有专属性。

使用上述DSS鉴别方法对55批蒙古黄芪、膜荚黄芪及伪品种子进行鉴别，均可鉴别出蒙古黄芪种子或膜荚黄芪种子，表明该方法具有适用性。

3. 砂仁及其混伪品益智仁的ISSR分子鉴别

（1）材料：阳春砂苗及其砂仁、海南砂仁、益智苗分别从其道地产区收集、购买，经专家鉴定后备用。

（2）方法

1）基因组DNA的提取：参照改良CTAB法。阳春砂仁、海南砂仁先用75%乙醇擦拭种皮表面，刀片切开种皮，取出内部种子，于液氮中研磨成粉末，加入800 μL CTAB提取液（含2%PVP40），再参照改良CTAB法进行。提取的DNA经超微量紫外核酸仪分析和琼脂糖凝胶电泳检测后，将其浓度稀释至50 ng/μL，−20℃贮存备用。

2）阳春砂ISSR-PCR正交试验设计：以YC1基因组DNA为模板，以UBC818为引物，在单因素实验的基础上，对影响反应体系的5个主要因素进行$L_{16}(5^4)$正交试验，反应体系为20 μL，除上述考察因素外，还含有1×PCR buffer和ddH₂O。

PCR反应程序为：94℃预变性5 min后，反应30个循环（94℃变性45 s，52℃退火1 min，72℃延伸1.5 min），最后72℃延伸10 min。PCR产物经2.0%琼脂糖凝胶电泳后，分析电泳条带的多态性、清晰度和特异性，寻找最佳反应条件。

3）阳春砂ISSR引物筛选：筛选的最佳ISSR-PCR反应体系，从52条ISSR引物中筛选适合阳春砂ISSR-PCR反应的引物。

4）ISSR鉴别引物筛选及验证：参考筛选的益智ISSR引物，寻找阳春砂和益智二者相同的ISSR引物，并用这些引物分别扩增YC1、YC7、HN1、HN2、YZ1和YZ4基因组DNA，筛选阳春砂仁、海南砂仁和益智仁的鉴别引物，并以砂仁正伪品供试材料中的剩余样品基因组DNA为模板，采用最优反应体系进行验证试验。

（3）结果

1）阳春砂ISSR-PCR正交试验：正交试验电泳结果为16个组合都有扩增产物，其中组合1、3、4、5、10、11、12、15、16条带较弱，多态性差；组合6、9、13、14条带数较多，但部分条带不清晰；组合2、7、8条带清晰明亮，多态性高，尤以组合8扩增效果最好。参照何正文等的方法，对正交结果打分，并进行极差分析，可知20 μL阳春砂ISSR-PCR最佳反应体系为：引物浓度0.5 μmol/L、dNTPs 0.25 mmol/L、DNA模板40 ng、Taq DNA聚合酶1.2 U、Mg^{2+} 2.0 mmol/L，各因素对反应体系的影响程度由强到弱依次为Mg^{2+}、Taq DNA聚合酶、引物、DNA模板和dNTPs。

2）阳春砂ISSR引物筛选：以YC1为模板，从52条引物中选出10条扩增条带清晰、多态性强、可重复性强的阳春砂ISSR引物。

3）砂仁特征条带分析及鉴别引物筛选：共找到6条阳春砂和益智的共同ISSR引物，分别为UBC807、UBC808、UBC812、UBC813、UBC840和UBC842，利用这6条引物分别扩增阳春砂仁、海南砂仁和益智的基因组DNA，可知扩增总条带数为106条，多态性条带91条，平均多态条带百分比为85.1%，其中UBC808扩增总条带数最多（22条），多态性比例最高（90.9%），UBC807扩增总条带数最少（12条），多态性条带最少（9条），多态性比例最低（75.0%）。同一引物，扩增阳春砂仁和海南砂仁基因组DNA的条带相似度大，且与扩增益智基因组DNA的条带差异显著。其中，引物UBC807、UBC842和UBC813扩增阳春砂仁和海南砂仁基因组DNA的条带极为相似，不能用于鉴别。引物UBC840、UBC812对阳春砂仁和海南砂仁的扩增条带虽然有差异，但条带多态性较差。引物UBC808可以很好地鉴别阳春砂仁、海南砂仁与益智，扩增条带清晰，多态性强，可做为鉴别引物。

4）验证试验：利用引物UBC808扩增砂仁正伪品供试材料中的剩余样品（除YC1、YC7、HN1、HN2、YZ1和YZ4）基因组DNA（表2，图2），阳春砂仁与海南砂仁的扩增条带较相似，与益智扩增条带差异显著，阳春砂仁、海南砂仁和益智三者的扩增条带大小分别在350 ~ 2 500 bp、300 ~ 2 500 bp和190 ~ 1 100 bp范围内，阳春砂仁在约800 bp、640 bp和580 bp处有明显特异性条带（箭头标出），海南砂仁的特异性扩增条带在1 400 bp和290 bp处，而益智的特异性扩增条带在410 bp、320 bp、280 bp和190 bp处，三者的扩增结果均与上述特征条带分析中的UBC808扩增结果一致，说明鉴别体系稳定。

表2　ISSR引物及其退火温度

引物编号	引物序列	退火温度（℃）
UBC807	$(AG)_8T$	50.0
UBC808	$(AG)_8C$	52.0
UBC812	$(GA)_8A$	50.0
UBC813	$(CT)_8T$	50.0

续　表

引物编号	引物序列	退火温度（℃）
UBC816	(GA)₈T	50.0
UBC842	(GA)₈YG	54.5
UBC884	HBH(AG)₇	49.0
UBC841	(AG)₈YC	54.5
UBC818	(CA)₈G	52.0
UBC840	(GA)₈YT	52.0

注：Y=C/T

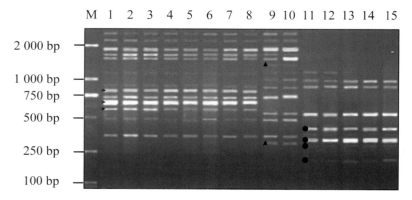

图 2　引物 UBC808 的电泳图谱

M：DL2000 DNAMarker；1：YC2；2：YC3；3：YC4；4：YC5；5：YC6；6：YC8；7：YC9；8：YC10；9：HN3；10：HN4；11：YZ2；12：YZ3；13：YZ5；14：YZ6；15：YZ7

六、光谱成像及人工智能鉴别

（一）概述

　　传统种子鉴别方法通常需要对样品做不可逆的破坏性处理，且过程复杂，难以适应种业现代化的需要。种子无损检测技术可在不破坏种子的情况下快速地完成检测，因此已成为当前种子检测领域新的发展趋势。近年来，随着化学计量学的发展和计算机技术的进步，融合光谱技术与成像技术的优势形成了光谱成像技术。该技术不仅能够获得待测样品的光谱信息，还可以获取样品的空间分布信息以及图像特征，呈现出光谱分辨率高、多波段和图谱合一的特点，在种子无损检测中展现出独特优势。光谱成像技术包括多光谱成像、高光谱成像和超光谱成像。光谱成像与人工智能识别技术的结合可实现种子的自动化、智能化无损检测，逐渐应用于中药材种子的产地鉴别、真伪鉴别、品质分析等。目前已应用于酸枣仁、苦杏仁、桃仁、黄芪等中药材种子的无损检测。

（二）应用举例

1. 基于机器视觉和高光谱成像技术对蒙古黄芪和膜荚黄芪种子及相似种子的无损鉴别

（1）材料：蒙古黄芪种子（AMM）、膜荚黄芪种子（AM）及其4种伪品种子（SM），包括沙苑子、草木樨、紫云英和多序岩黄芪的种子。所有种子采集后，密封磷化铝熏蒸4～5日，置于通风处7～10日，装袋，室温通风处保存。样品均通过田间种植进行鉴定。

（2）方法

1）RGB图像采集与特征提取：随机选择AMM、AM和SM种子，用ScanMaker i360/i460扫描仪（中国上海）以600 dpi的分辨率对种子进行扫描，每次可高通量扫描，保证种子间无接触，扫描图像以TIFF无损格式保存。Phenoseed自动提取系统提取种子54个表型特征。性状特征包括长度（mm）、宽度（mm）、长宽比、面积（mm²）、周长（mm）和圆度（mm）。颜色特征包括R（原色光谱中的红色）、G（原色光谱中的绿色）、B（原色光谱中的蓝色）、L（亮度）、a（红到绿的范围）、b（蓝到黄的范围）、色调、饱和度、值、灰度和标准差。纹理特征包括灰度、R、G、B下的对比度、差异性、同质性、能量、相关性、ASM（active shape model）和熵的平均值和标准差54个表型特征。

2）高光谱反射率数据提取：采用原型可见光/近红外（VIS/NIR）HSI系统采集种子的高光谱反射图像。该系统的光谱范围为311～1 090 nm，带宽为0.78 nm，图像分辨率为1 004×1 002像素。光谱信息采集软件为spectral ImageVNIR（五十铃光学公司，中国台湾）。在收集高光谱图像之前，采集黑白板图像用于校正图像，将电动控制平台的移动速度设定为1.7 mm/s，相机曝光时间为6 ms。图像采集在暗箱中进行，将样本种子置于电控位移台，平台移动式摄像机可获取样品的光谱信息。每批种子中采集50颗种子的光谱信息，共1 150颗种子。光谱信息提取前，采用HSI分析器（Isuzu Optics Corp., Taiwan, China）校正光谱图像，采用以下公式进行校正：

$$I = \frac{I_0 - B}{W - B}$$

其中I是校正后的高光谱图像，I_0是原始高光谱图像，B是黑板文件图像（反射率接近0%），W是白板文件图像（反射率接近100%）。

背景校正后，通过设置特定阈值将单个种子图像从高光谱图像的背景中分离，并通过形态学过滤和掩码处理获得所需区域（ROI）。由于头部和尾部波段有较大的噪声干扰，只提取每颗种子400～1 000 nm范围内765个波段的反射光谱，用于后续的建模和分析。其中，VIS包含400～780 nm范围内的490个数据点，NIR包含780～1 000 nm范围内的275个数据点。

3）光谱预处理：采用乘法散射校正（multiplicative scatter correction, MSC）、标准正态变量（standard normal variable, SNV）和一阶导数（first derivative, FD）三种光谱预处理方法，通过预处理消除高光谱图像采集过程中产生的外部干扰，根据各种预处理方法对原始光谱数据的预处理效果，选择合适的预处理方法。

4）特征波长选择：采用连续投影算法（successive projections algorithm, SPA）、无信息变量消除（uninformative variable elimination, UVE）和竞争自适应重加权抽样（competitive adaptive reweighted sampling, CARS）来选择特征波长。SPA可以提取低共线性和低冗余变量，避免信息重叠和共线性的影响。采用SPA方法对波段进行优化时，可以针对不同的波段子集逐一建立多个线性回归模型，并计算出均方差误差（root mean square error, RMSE）值，其中RMSE最小值对应的变量数为最优特征波长。UVE可以去除对建模贡献较小的波长变量，选择特征波长变量。UVE和CARS的建立基于PLS算法，为了选择非信息性变量，UVE算法在最小二乘法（partial least squares, PLS）模型中加入一组原始变量数量相同的白噪声变量，并根据PLS模型的交叉离开法得到每个变量对应的回归系数。将各变量系数的稳定值除以标准差，将其商与随机变量矩阵中得到的稳定值进行比较，将不能进行建模的波长变量作为随机变量删除。在CARS算法中，使用自适应加权抽样（adapative reweighted sampling, ARS）将每次PLS模型中回归系数绝对值较大的点保留为新的子集，并去除权重较小的点，再基于新子集建立PLS模型。经多次计算后，选择PLS模型交叉验证均方根误差（the cross validation rootmean square error, RMSECV）最小的子集作为特征波长。

5）数据驱动建模：采用支持向量机（support vector machine, SVM）、偏最小二乘判别分析（partial least squares discriminant analysis, PLS-DA）和多层感知器（multilayer perceptron, MLP）开展AMM、AM和SM种子的分类模型。SVM被广泛用于解决线性可微和线性不可分辨的分类问题，而径向基核函数核（radial basis function, RBF）是解决分类问题最常见、最有效的方法。在训练真实模型之前，需对超参数进行优化。在目前的实际应用中，超参数通常由经验或网格搜索确定。PLS-DA是一种典型的分类方法，是一种最大程度区分样本的监督方法。MLP是一种前馈神经网络，将一组输入向量映射到一组输出向量，输入和输出可以通过多层加权连接，具有较强的自学习、自适应、联想记忆和对事物和环境的并行处理能力。为了避免默认参数对分类模型预测精度的影响，需单独调整分类模型的内部参数。在SVM算法中，选取RBF核，通过5次内部交叉验证和网格搜索的方法计算最优惩罚系数c和核参数g，搜索范围均设置为−10 ~ 10，步长为0.2（共使用101×101个组合来搜索最优参数）。在PLS-DA模型中，潜在变量（latent variable, LV）的数量发生了变化，模型能够正确识别出最高百分比的种子。选择具有两个隐藏层的MLP网络，隐藏层采用SPSS的双曲正切激活函数，输出层采用Softmax激活函数。

（3）结果：基于SVM的机器视觉图像数据模型在区分AMM、AM和SM种子时，

AM/AMM种子与SM种子的区分率>99.0%，但AMM和AM种子的区分度不高。将FD-UVE-SVM模型应用于HSI数据，准确率可达到100%。HSI数据对模型精度的验证表明HSI数据的预测准确率为100%，证明了该模型的高效性、可靠性和简便性，更重要的是，揭示了HSI更适合于区分AMM、AM和SM种子。该策略可适用于生产设施的常规分析，能够增加黄芪种子的种子用价。

七、其他鉴别新技术

（一）概述

随着计算机技术、显微技术以及仿生学技术的不断进步，在中药材种子的鉴别中引入了三维图像鉴别方法、电子显微镜鉴别方法以及仿生识别方法等，如X射线衍射、味觉仿生技术、视觉仿生技术和嗅觉仿生技术等，极大地拓展了现有的鉴别方法。

（二）电子鼻

电子鼻（electronic nose）是采用多级气味传感器阵列模拟生物体嗅觉细胞功能的仿生技术，近年在中药材种子鉴别开始应用。"气味"是中药材种子的重要特征属性之一，中药材种子的真伪及质量在一定程度上与其气味的特质及强烈程度有关。电子鼻被称作人工嗅觉系统，可以人对气味的主观感受数字化、模式化、可视化。电子鼻技术包括传感器型电子鼻和超快速气相电子鼻两类，随着嗅闻技术不断更新，出现气相色谱与气味传感器（MOS、SAW）、氢火焰离子化检测器（FID）联用的多种应用形式。传感器型电子鼻可以实现气味上的宏观评价，但难以确定内部的物质基础，不能将中药材种子的具体情况与成分变化相关联，而传感器型电子鼻多与色谱技术联用，可将中药材种子的性状特征与内部的成分变化相关联，但仪器成本大大增加。由于电子鼻技术无需对种子进行特殊处理，因此呈现绿色、高效、无损的特点，目前已应用于肉豆蔻、砂仁、柏子仁等中药材种子的产地鉴别和质量评价中。

（三）X射线衍射法

X射线衍射法是一种通过X射线探测某些分子或晶体结构的试验方法，最早由马克斯·冯·劳厄（Max von Lau）于1912年提出，其原理为X射线作为一种电磁波能够在分子或晶体结构中发生衍射，此过程中分子或晶体结构会吸收一部分X射线，通过接受衍射后的X射线即可获取反应分子或晶体结构的清晰图谱，既能反映待测物整体固有结构特征，又能表现来自其局部变化的图谱化与数值化。采用X射线衍射法进行鉴别时，仅需进行简单的物理加工，没有化学试剂的介入，一定程度上维持了中药材种子的原始状态，是一种无损检测技术。基于X射线衍射法建立的指纹图谱具有快速、准确、图片信息量大和指纹性强等特点，已应用于无损检测种胚形态，可对种子发育状态、活力，以及是否遭受虫害等情况进行判断。

（四）电化学分析法

电化学分析法（electrochemical analysis, EA）是一类利用待测物质在溶液体系的电化学性质进行分析测定的方法。其原理为当电流通过含有待测物的溶液构成化学电池时，化学电池的电流、电位和电导等电学性质会随着溶液组成的不同而发生变化，因此可用于不同样品的表征。目前在中药材鉴定领域中较为常用的电化学分析法包括电位分析法、库仑分析法、极谱法和伏安法。电化学分析法具有灵敏度高、准确度高、选择性好以及可自动化等优点。其中极谱法和伏安法对样品的要求较低，可对中药复杂的体系不经预处理或只需简单萃取后即可测定，且测定时不易受杂质的干扰，目前在中药材的理化鉴别和定性鉴别中广泛应用。但目前电化学分析法仍存在一定局限性，如电化学分析法是将待测物作为整体考虑，因而对掺杂的中药材种子的鉴别存在一定难度。

（五）应用举例

1. 基于电子鼻及顶空-气质联用技术（HS-GC-MS）结合化学计量学区分不同产地的砂仁

（1）材料：所用的22批砂仁样品于广东、云南、广西等砂仁主产区及广州清平、云南螺蛳湾、广西浦寨和爱店口岸等主要药材市场采集获得。

（2）方法

1）电子鼻检测：将样品捣碎，过1号筛，称取约0.1 g，置20 mL顶空进样瓶，压盖密封。用空气清洗传感器，清洗时间60 s。采用动态顶空法采集气体，在吸入检测气体的同时，样品上部的气体是持续流动的，并将样品挥发性成分不断吹出，由微型真空泵将气体吸入检测室，气体流速为1 mL/min，数据获取时间为600 s，获取周期为1 s。

2）HS-GC-MS检测：样品捣碎后过1号筛，精密称定0.5 g，置20 mL顶空进样瓶中，压盖密封。

自动顶空进样器条件：顶空平衡温度80℃，传输线温度110℃，进样针温度120℃，平衡时间20 min，气相循环时间50 min。

色谱条件：AB-5色谱柱（250 μm×30 m，0.25 μm），进样口温度230℃；分流进样，分流比5∶1；升温程序：初始温度50℃，保留3 min，以6℃/min升至100℃，保留2 min，以6℃/min升至140℃，保留2 min，以4℃/min升至185℃，保留3 min，以30℃/min升至230℃，保留2 min。

质谱条件：电离模式，电子轰击离子源70 eV，离子源温度280℃，传输线温度280℃，质量扫描范围35～500 m/z。

3）数据处理：针对本研究中传感器挥发性化合物的两向数据，采用双标图分析可以对试验结果的相关性进行直观比较。根据I-Nose型电子鼻检测砂仁样品的响应信号图谱可知，响应值从零开始逐渐增大，增大到一定值后趋于稳定。因此，选取各传感器的稳定值为特征值，进行主成分分析（PCA）。HS-GC-MS检测时化合物的鉴定采用NIST数据库检索（匹配度要求达到90%以上）和参考相关文献，定量采用峰面积归一化法。相同产地砂仁药材的各化合物相对含量以$x \pm s$表示，对共有成分的相对含量进行Duncan's multiple range test分析，挑选具有显著性差异成分，SPSS 22.0软件处理。对挑选出的不同产地砂仁样品的共有成分及独有成分（共46个）的含量分别进行主成分分析。46个化合物的相对质量分数和14根传感器的特征值作偏最小二乘分析（PLS）。双标图用来图解PCA和PLS两向数据表所得出的结果，用Unscrambler Software 10.3分析完成。

（3）结果：运用电子鼻和自动顶空-气质联用技术分别从整体香气轮廓和具体香气组分两方面检测不同产地砂仁药材的香气成分。根据电子鼻分析的PCA图可知，国内和国外的砂仁样品分别分布在图的两侧，距离远，表明其样品间的气味特征存在明显差异；缅甸和越南进口的砂仁样品的数据点分布区域比较集中，说明其气味特征表现出良好的一致性。广东和云南砂仁样品的数据点虽在同一区域，但分布得比较散，这可能与所选砂仁药材的加工方式（自然晾干或柴火烘干）不同有关。根据传感器的特性，提示砂仁样品中萜烯类、酯类和醇类成分可能是刺激传感器s14和s8/s6/s3的主要香气物质。利用HS-GC-MS对香气成分作进一步研究，鉴别得到70种挥发性成分，并对其种类和相对质量分数进行统计分析得出萜烯类、酯类和醇类是区分不同产地砂仁药材的主要成分。HS-GC-MS与电子鼻的PCA结果相一致。本研究表明电子鼻技术对不同产地的砂仁样品气味进行了良好的识别，采用自动顶空进样GC-MS技术得到砂仁气味电子鼻响应的物质基础，为中药产生气味的物质基础与传感器反应机制提供了进一步的实验依据。

2. 基于主成分分析的决明子电化学振荡指纹图谱的评价研究

（1）材料：决明子、小决明、望江南、青葙子、刺田菁购于药材市场。

（2）方法：精密称取经80目筛的决明子干燥粉末适量，加入连续流动的搅拌槽反应器中，恒温控制在（310±0.02）K，后分别加入硫酸（1 mol/L）、硫酸锰（0.02 mol/L）以及丙酮（0.6 mol/L）溶液各10 mL，在均匀搅拌下溶解15 min后，再加入10 mL KbrO$_3$（0.2 mol/L），以KbrO$_3$滴加时开始计时。用213型光亮铂电极作指示电极，217型双液接饱和甘汞电极作参比电极，由电化学工作站记录电势随时间的变化情况。

（3）结果

1）重复性考察：精密称取安徽产的同一批号决明子干燥粉末（过80目筛）20 g共6份，记录电化学指纹图谱，并计算其诱导时间、振荡周期、振荡寿命和最大振幅等特征参数的算术平均值及相对标准偏差（RSD）值。各参数RSD值均小于2.0%，结果表明方法重复性良好。

2）决明子电化学振荡指纹图谱的建立：精密称取安徽、江苏及河南产决明子和安徽产小决明子各10批，每批2.0 g。按上述方法测定并记录电势随时间的变化情况并绘制电化学振荡图谱。将得到的数据输入自编MATLAB程序，绘制振荡图谱并进行主成分分析。以第1主成分对第2主成分作图，得到二元主成分平面图。分别以各产地样品及全部4种样品的主成分平均值为中心，以距中心值最远的样品点的第1主成分和第2主成分值为边界建立不同产地决明子和小决明的电化学振荡指纹图谱以及不同产地决明子的电化学振荡指纹图谱共有模式。可见4种样品的电化学振荡图谱谱型类似，难以从直观上区分。而二元主成分平面散点图上却得到了良好的区分。

3）样品测定：精密称取决明子望江南、青葙子和刺田菁样品干燥粉末（过80目筛）各2.0 g，按上述方法测定并记录电势随时间的变化情况。数据经主成分分析后与建立的指纹图谱比较，可见青葙子和刺田菁与决明子差异较大，可从图谱直观比较区分开。望江南与决明子的电化学振荡指纹图谱形状较为接近，难以用直观方法区别，但从主成分二维散点图上却得到了良好的区分。

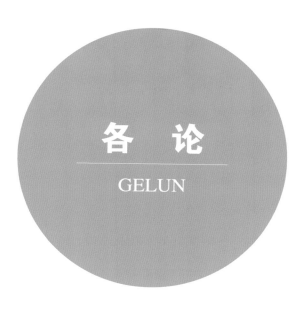

各 论

GELUN

银杏科

■ 银杏 • *Ginkgo biloba* L.

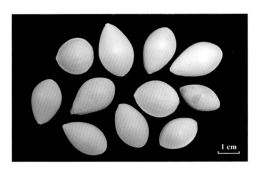

种子外观

[药材名] 白果。

[性味功效] 甘、苦、涩，平，有毒；敛肺定喘，止带缩尿。

[生境分布] 多年生落叶乔木。银杏为中生代孑遗的稀有树种，系我国特产，仅浙江天目山有野生，生于海拔 500 ～ 1 000 m、酸性（pH 为 5 ～ 5.5）黄壤、排水良好地带的天然林中，常与柳杉、榧树、蓝果树等针阔叶树种混生，生长旺盛。银杏的栽培区甚广，北自东北沈阳，南达广州，东起华东海拔 40 ～ 1 000 m 地带，西南至贵州、云南西部（腾冲）海拔 2 000 m 以下地带均有栽培。朝鲜、日本及欧美各地庭园均有栽培。

[横切面特征] 内种皮由 1 ～ 2 层薄壁细胞组成，细胞排列整齐，有的壁上具孔纹或细网，胞腔内充满红棕色物质。胚乳细胞淡黄绿色，富含淀粉粒。

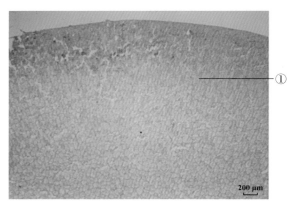
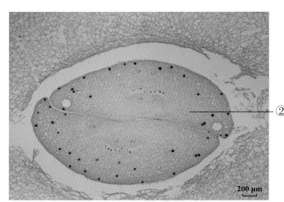

种子横切面

① 胚乳；② 子叶

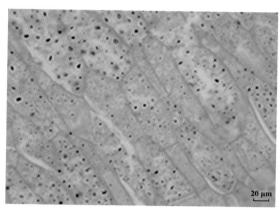

胚乳薄壁细胞

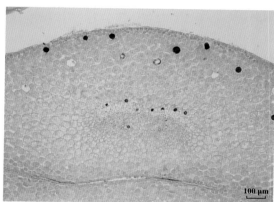

子叶细胞

[粉末特征] 石细胞单个散在或数个成群，呈类圆形、长圆形、类长方形或不规则形，有的具突起，壁厚，孔沟较细密。内种皮薄壁细胞浅黄棕色至红棕色，呈类方形、长方形或类多角形。胚乳薄壁细胞多类长方形，内充满糊化淀粉粒。子叶细胞类圆形、无色或黄绿色。具缘纹孔管胞多破碎。淀粉粒为单粒，呈圆形、卵圆形、椭圆形，脐点裂缝状或飞鸟状。

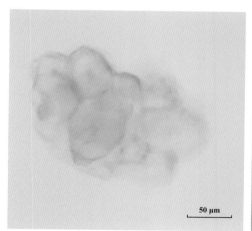

石细胞

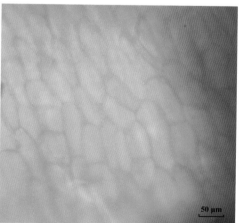

内种皮细胞

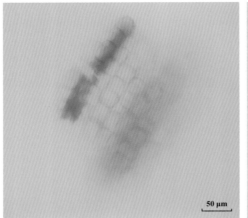

胚乳细胞

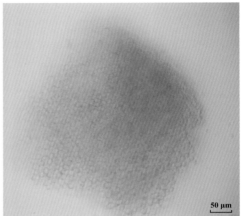

子叶细胞

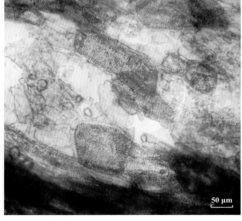

管　胞

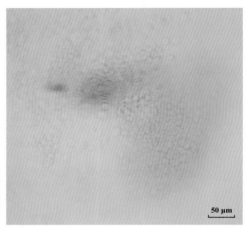

淀粉粒

柏 科

■ **侧柏** • *Platycladus orientalis* (L.) Franco

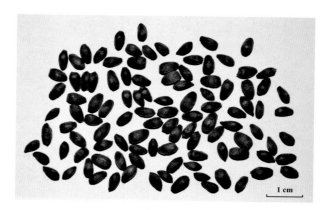

种子外观

[药材名] 柏子仁。

[性味功效] 甘，平；养心安神，润肠通便，止汗。

[生境分布] 乔木。在吉林垂直分布海拔达250 m，在河北、山东、山西等地达1 000～1 200 m，在河南、陕西等地达1 500 m，在云南中部及西北部达3 300 m。河北兴隆、山西太行山区、陕西秦岭以北渭河流域及云南澜沧江流域山谷中有天然森林。淮河以北、华北地区石灰岩山地、阳坡及平原多选用造林。分布于内蒙古南部、吉林、辽宁、河北、山西、山东、江苏、浙江、福建、安徽、江西、河南、陕西、甘肃、四川、云南、贵州、湖北、湖南、广东北部及广西北部等地，西藏拉萨等地有栽培。朝鲜也有分布。

[横切面特征] 种皮表皮为1列扁平细胞，内含棕色物质；其下方有厚壁细胞1～2列，内含色素物质；再下为3至数列薄壁细胞。胚乳较发达，胚乳和子叶薄壁细胞充满脂肪油和糊粉粒。

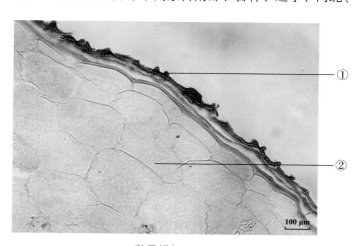

种子横切面
① 内种皮细胞；② 胚乳

[粉末特征] 子叶细胞近无色或黄色，呈类长方形，排列紧密，壁薄，内含糊粉粒及脂肪油滴，有时可见内含物溶化后的网格状结构。种皮石细胞成群或单个散在，无色或淡黄色，内含草酸钙方晶。糊粉粒类圆形，常与油滴散在或存在于细胞中。

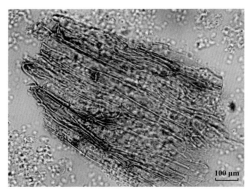 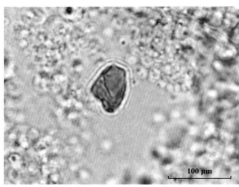

子叶细胞　　　　　　　　　　　　　　　种皮石细胞

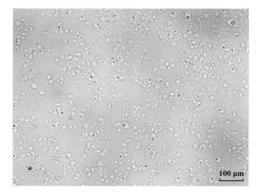

糊粉粒

棕榈科

■ 槟榔 • *Areca catechu* L.

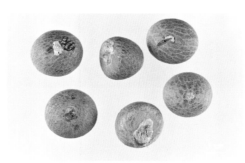

种子外观

[药材名] 槟榔。

[性味功效] 苦、辛，温；杀虫，消积，行气，利水，截疟。

[生境分布] 常绿乔木。分布于云南、海南及台湾等热带地区。亚洲其他热带地区广泛栽培。

[横切面特征] 种皮为数列含棕色物质的细小石细胞，切向延长，常有细胞间隙，并散有少数维管束。外胚乳为数列大型切向延长的红棕色细胞，多角形，壁厚；外胚乳的折合层不规则错入内胚乳形成错入组织。内胚乳细胞多角形，壁厚，壁孔大，略作念珠状，细胞中含油滴及糊粉粒。

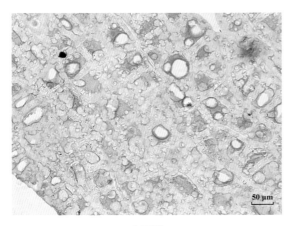

内胚乳

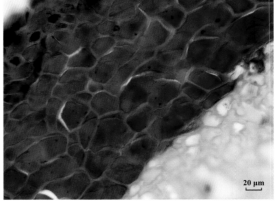

外胚乳

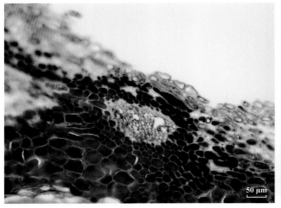

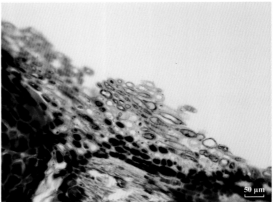

维管束

种皮石细胞

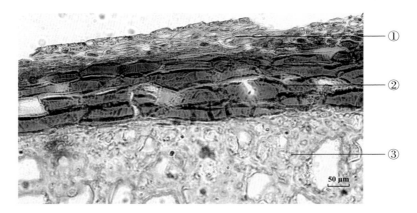

种皮及胚乳

① 种皮；② 外胚乳；③ 内胚乳

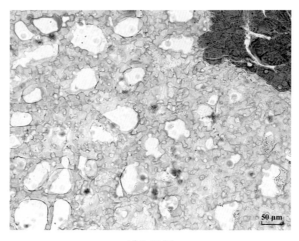

错入组织

[粉末特征] 内胚乳细胞破碎，无色，壁厚，具大型纹孔，呈类圆形或椭圆形。外胚乳细胞成片，长条形或类多角形，孔沟可见，纹孔明显，胞腔内常充满淡黄棕色至淡红棕色物。种皮石细胞呈纺锤形、长条形或类多角形，多成群，直径24～64 μm，胞腔内常充满淡黄棕色至淡红棕色物。纤维偶有存在，细长，微木化，纹孔多而明显，常含硅质块。偶可见螺纹导管或网纹导管。

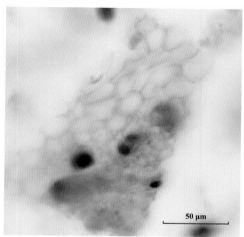

内胚乳细胞

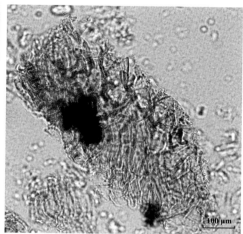

外胚乳细胞

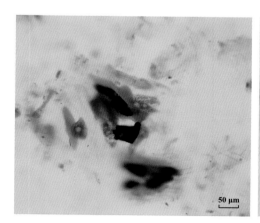

种皮石细胞

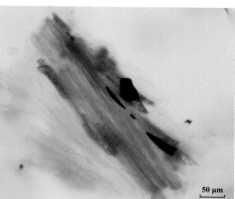

纤 维

鸢尾科

■ 马蔺 • *Iris lactea* Pall.

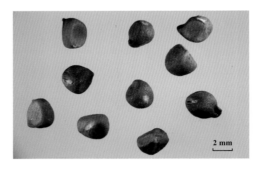

种子外观

[药材名] 马蔺子。

[性味功效] 甘, 平; 清热解毒, 止血。

[生境分布] 多年生密丛草本。生于荒地、路旁及山坡草丛中。分布于吉林、内蒙古、青海、新疆、西藏等地。

[横切面特征] 外种皮为1列径向延长的栅状细胞, 椭圆形, 棕色, 壁厚, 外被角质层, 胞腔较大, 内含大块红棕色物; 种脐处加厚。中种皮外层细胞网状, 细胞壁增厚, 细胞内含红色色素, 可见维管束颓废组织, 偶见草酸钙小方晶; 内层为4～8列棕色多角形和长方形薄壁细胞, 切向延长, 排列紧密, 无细胞间隙。内种皮为薄壁细胞, 1～2层较大, 边缘弯曲。胚乳细胞类圆形, 壁厚, 壁孔发达, 略作念珠状, 细胞内含脂肪油滴及糊粉粒。

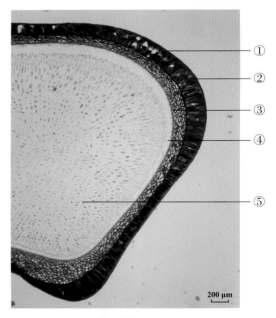

① ② ③ ④ ⑤

种子横切面

① 外种皮; ② 中种皮色素层; ③ 中种皮薄壁细胞; ④ 内种皮; ⑤ 胚乳

[粉末特征] 外种皮细胞成片，黄色或黄棕色，呈类长方形或类椭圆形，壁较厚，胞腔较大，点状或缝状纹孔明显。木薄壁细胞成片，众多，长椭圆形。韧皮纤维壁较厚，较长。

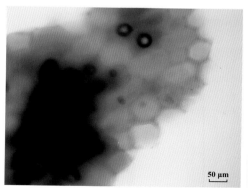

外种皮细胞（表面观）

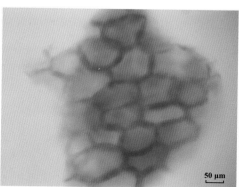

木薄壁细胞

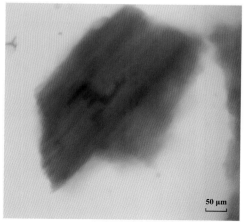

纤　维

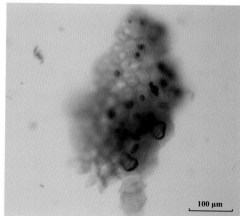

胚乳细胞

姜　科

■ **白豆蔻** • *Amomum kravanh* Pierre ex Gagnep.

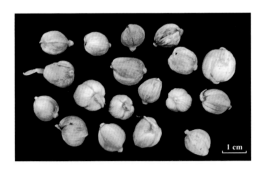

果实外观

[药材名]　白豆蔻。

[性味功效]　辛，温；化湿行气，温中止呕，开胃消食。

[生境分布]　多年生草本。我国云南、广东有少量引种栽培。原产柬埔寨、泰国。

[横切面特征]　假种皮为长形薄壁细胞，部分已剥落。种皮表皮细胞径向延长，壁较厚；下皮在表皮之下，细胞壁厚，多为切向延长，常为2层；油细胞层由1列大型细胞组成，类方形，壁

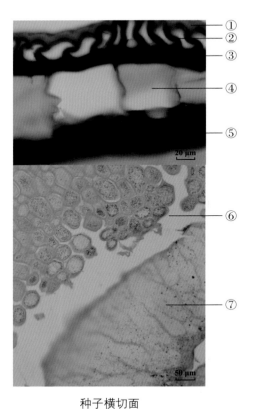

种子横切面

① 假种皮；② 外种皮；③ 下皮；④ 油细胞层；⑤ 色素细胞层；⑥ 外胚乳；⑦ 内胚乳

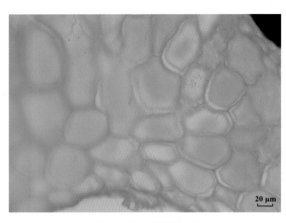

外胚乳中的草酸钙方晶

薄，内含油滴；在凹端有种脊维管束；色素层在油细胞层下，为数列压扁的细胞，内含红棕色物质。内种皮为1列石细胞，内壁较厚，胞腔偏靠外侧。外胚乳细胞径向延长，内含淀粉粒及少数草酸钙结晶。内胚乳细胞排列不规则，内含糊粉粒。

[粉末特征] 表皮细胞甚长，壁较厚。下皮细胞呈长方形，与表皮细胞垂直排列，内含深浅不一的红棕色色素。内种皮碎片红棕色，细胞细小，表面观呈多角形，壁厚。外胚乳细胞呈长多角形，充满细小淀粉粒，有细小菱形、方形或柱形结晶。假种皮细胞狭长，壁薄，含有细小颗粒状、球形或方形草酸钙结晶。内胚乳细胞内含糊粉粒。

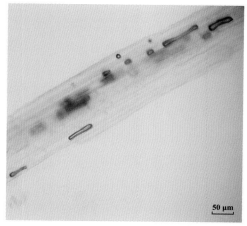

种皮表皮细胞

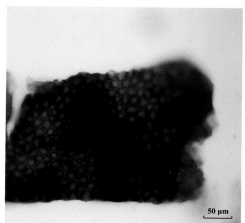

种皮下皮细胞

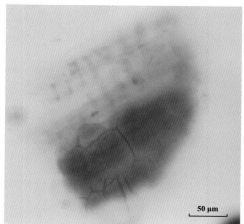

色素细胞

内种皮细胞

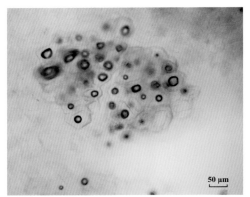

外胚乳细胞

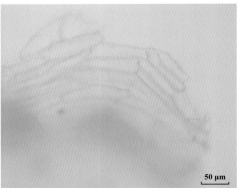

假种皮细胞

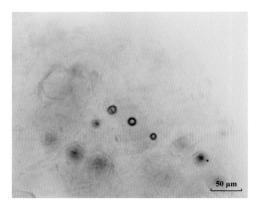

内胚乳细胞

■ 草果 • *Amomum tsaoko* Crevost et Lemarie

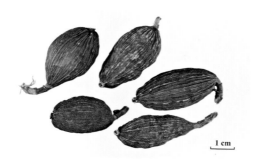

果实外观

[药材名] 草果。

[性味功效] 辛，温；燥湿温中，截疟除痰。

[生境分布] 多年生草本。栽培或野生于海拔1 100 ～ 1 800 m疏林下。分布于云南、广西、贵州等地。

[横切面特征] 假种皮为薄壁细胞，含淀粉粒。种皮表皮为1列厚壁细胞，细胞近方形。油细胞层为1列大的类方形薄壁细胞。色素层细胞数列，含红棕色物，皱缩。内种皮为1列栅状细胞，红棕色，内壁及内切壁极厚，细胞腔偏外侧，内含硅质块。胚位于中央，周围有破碎的内胚乳，与外胚乳间有1列厚壁细胞。外胚乳细胞充满淀粉粒，有的含有草酸钙方晶。

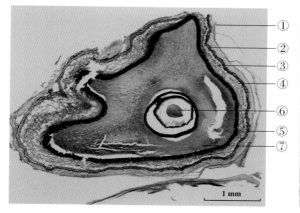

种子横切面

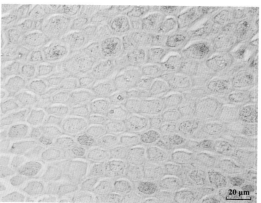

外胚乳细胞

①假种皮；②种皮表皮；③油细胞层；④色素层；⑤内种皮；⑥胚；⑦外胚乳

[粉末特征]　内种皮细胞黄棕色至红棕色，壁厚，表明观呈类圆形，侧面观呈圆柱形，内含硅质块。种皮表皮细胞浅黄色或黄棕色，表面观呈长条状，末端钝圆或渐尖。外胚乳细胞呈长方形或类多角形，充满细小淀粉粒，有的内含草酸钙方晶。油细胞呈类圆形。外果皮细胞表面观多角形，内含棕红色色素。纤维无色或淡黄色。

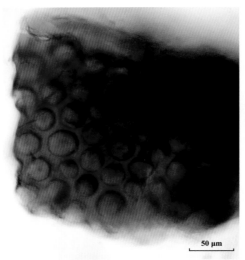

内种皮细胞（表面观）

种皮表皮细胞

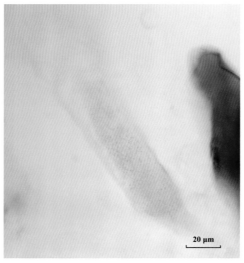

外胚乳细胞

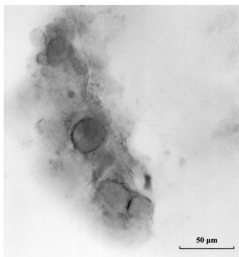

油细胞

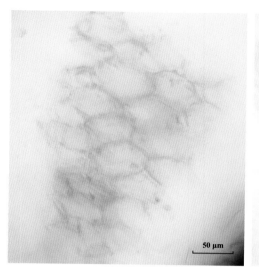

外果皮细胞   纤　维

砂仁 • *Amomum villosum* Lour.

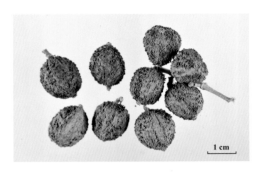

果实外观

[药材名] 砂仁。

[性味功效] 辛，温；化湿开胃，温脾止泻，理气安胎。

[生境分布] 多年生草本。生于山地阴湿之处，野生或栽培。分布于广东、云南、广西、福建等地。

[横切面特征] 假种皮为类方形薄壁细胞，多皱缩。种皮表皮细胞 1 列，类长方形，径向延长，壁稍厚，排列整齐。下皮细胞 1～2 列，切向延长或类方形，含黄棕色色素。油细胞为 1 列切向延长的薄壁细胞，含黄色油滴。色素层为数列含淡黄棕色色素的薄壁细胞。内种皮为 1 列栅状厚壁细胞，排列紧密，细胞壁深棕色，胞腔小，内含硅质块。外胚乳细胞方形或径向延长，充满细小的淀粉粒，有的含草酸钙方晶。内胚乳细胞略小，多角形。胚细胞类圆形或略长，充满内含物。

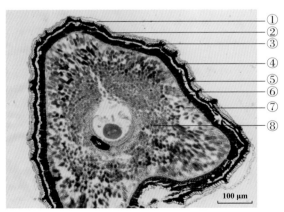

种子横切面

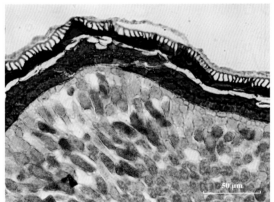

种皮表皮

①假种皮；②种皮表皮；③下皮；④油细胞层；⑤色素层；⑥内种皮；⑦外胚乳；⑧内胚乳

[粉末特征] 下皮细胞棕色或棕红色，常与种皮表皮细胞上下层垂直排列，呈类长方形或类长圆形，壁薄，胞腔内含棕色或红棕色物，易碎裂成色素块；偶见含簇晶。种皮表皮细胞淡黄色或鲜黄色，表面观呈长条形，末端渐尖或钝圆，壁厚，非木化。内种皮杯状细胞成片，黄棕色或棕色，表面观呈多角形，壁厚，非木化，胞腔内含硅质块；侧面观细胞1列，排成栅状，外壁薄，内壁极厚，胞腔位于上端，内含硅质块。油细胞无色或淡黄色，位于下皮与色素层之间，表面观呈类方形、类多角形或类圆形。外胚乳细胞呈类长方形或不规则形状，充满由众多细小淀粉粒集结而成的淀粉团，有的淀粉团中包埋有细小方晶。草酸钙方晶存在于外胚乳、色素层、假种皮细胞中或散在。色素块红棕色或棕色，大小不一，散在。

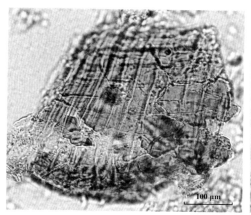
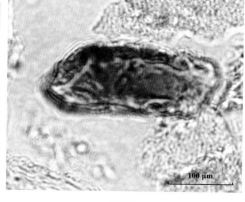

下皮细胞　　　　　　　　　　色素块

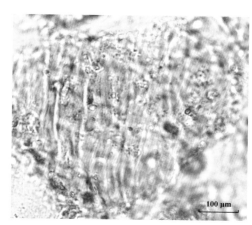
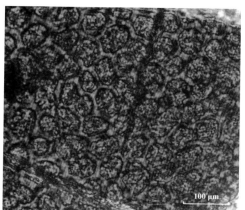

种皮表皮细胞　　　　　　　　内种皮细胞

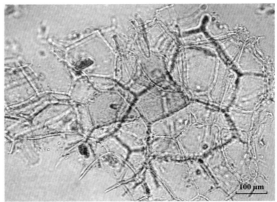

内种皮细胞（侧面观）　　　　　　　　油细胞

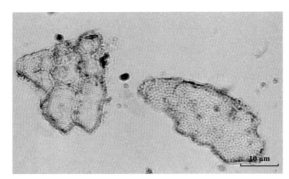
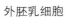
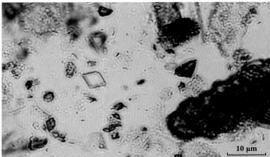

外胚乳细胞　　　　　　　　　　　　草酸钙方晶

益智 • *Alpinia oxyphylla* Miq.

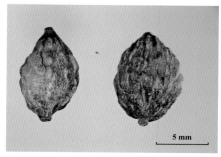

果实外观

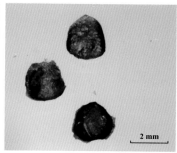

种子外观

[药材名] 益智。

[性味功效] 辛，温；暖肾固精缩尿，温脾止泻摄唾。

[生境分布] 多年生草本。生于林下阴湿处或栽培。分布于广东、广西，近年来云南、福建亦有少量试种。

[横切面特征] 种皮表皮细胞为1列近圆形的厚壁细胞。下皮细胞为1列薄壁细胞，含红棕色物。油细胞1列，长方形。色素层为数列红棕色细胞，其间散有较大的类圆形油细胞。内种皮为1列栅状厚壁细胞，黄棕色或红棕色，内壁与侧壁极厚，胞腔小，偏外侧，含圆形硅质块。胚位于中央，胚与周围胚乳间有色素层与栅状细胞层，胚外一周有内胚乳。外胚乳细胞多角形，内含淀粉粒，有些包裹着草酸钙小方晶。

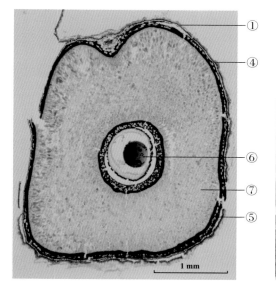

种子横切面

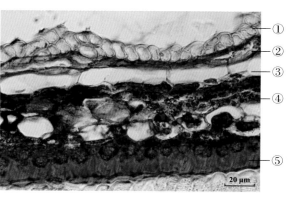

种 皮

① 种皮表皮细胞；② 下皮细胞；③ 油细胞；④ 色素层；⑤ 内种皮；⑥ 胚；⑦ 外胚乳细胞

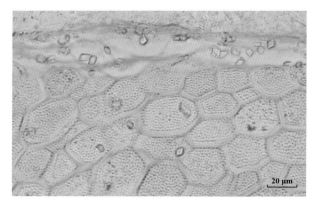

外胚乳细胞

[粉末特征] 下皮细胞淡黄色或黄棕色。色素层细胞红棕色或深棕色，细胞皱缩，界限不清，含红棕色或深棕色物，常碎裂为不规则色素块。内种皮杯状细胞成片，表面观呈圆多角形、类方形或长方形，壁较厚，胞腔内含硅质块。内种皮细胞为栅状厚壁细胞，胞腔小，内含硅质块。外胚乳细胞呈类长方形，壁稍厚，内充满细小淀粉粒集成的淀粉团。内胚乳细胞含糊粉粒及脂肪油滴。果皮薄壁细胞呈类长方形、椭圆形。果皮纤维无色或淡黄色，细长。偶见螺纹导管或网纹导管。

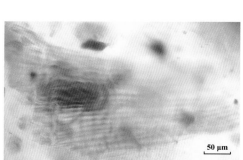

下皮细胞

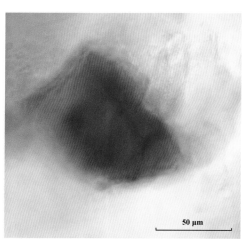

色素块

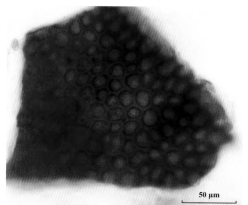

内种皮细胞

外胚乳细胞

内胚乳细胞

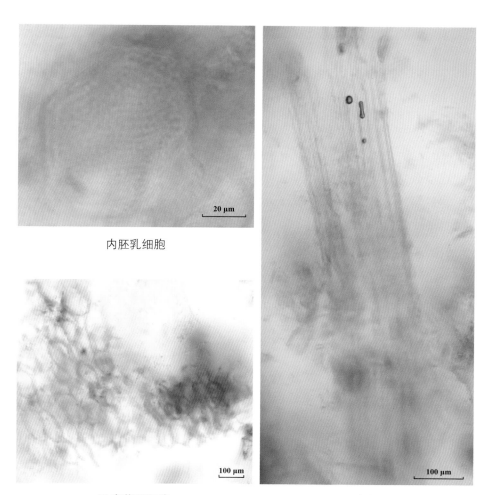

果皮薄壁细胞

果皮纤维

桑　科

■ 无花果 · *Ficus carica* L.

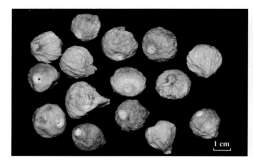

干燥果实外观

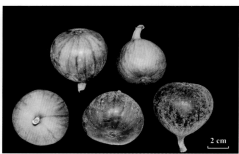

新鲜果实外观

[药材名] 无花果。

[性味功效] 甘，凉；健脾益胃，润肺止咳，解毒消肿，清热润肠。

[生境分布] 落叶灌木。原产地中海沿岸，我国唐代即从波斯传入，现南北均有栽培，新疆南部尤多。国外主要分布于土耳其至阿富汗一带。

[横切面特征] 花序托表皮为1列石细胞，细胞壁增厚。中果皮为数列薄壁细胞，散有维管束和螺纹导管。内果皮细胞

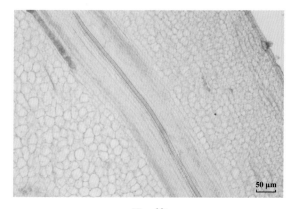

导　管

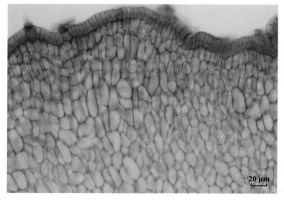

外种皮及簇晶

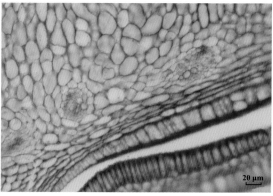

维管束

多角形。胚乳和子叶细胞含糊粉粒和脂肪油滴。

　[粉末特征]　托肉薄壁细胞类圆形或类多角形，较大，胞内常含草酸钙簇晶。螺纹导管直径5～15 μm。非腺毛单细胞，长短不一，呈长圆锥状或钉形。纤维无色。

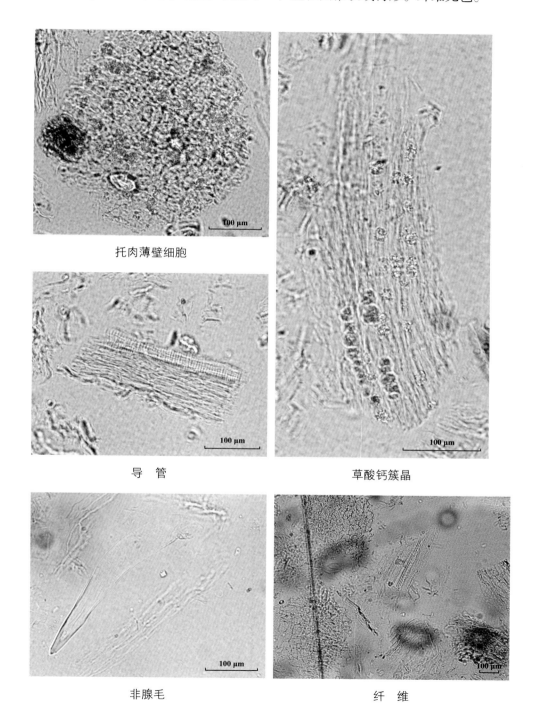

托肉薄壁细胞

导　管

草酸钙簇晶

非腺毛

纤　维

马兜铃科

■ **马兜铃** • *Aristolochia debilis* Sieb. et Zucc.

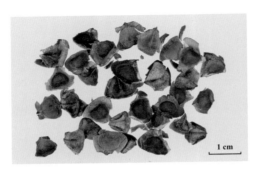

种子外观

[药材名] 马兜铃。

[性味功效] 苦、辛，寒；清肺降气，凉血止血，利水消肿。

[生境分布] 草质藤本。生于海拔200～1 500 m的山谷、沟边、路旁阴湿处及山坡灌丛中。分布于长江流域以南各地以及山东（蒙山）、河南（伏牛山）等，广东、广西常有栽培。日本亦产。

[横切面特征] 果皮横切面：外果皮为1列细胞，每隔1～4个细胞有一较大含棕色物的细胞。中果皮为10余列薄壁细胞，中部有断续排列的维管束，背缝线处维管束较大，韧皮部外方有半月形纤维束，木化，束旁有石细胞，近腹缝线处孔纹细胞5～9列，至背缝线处渐减少至1～2列。内果皮为3～4列纤维。中隔由两层细胞组成，表面观一层细

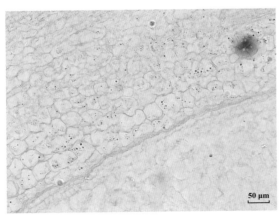

内果皮　　　　　　　　　　　　　　胚乳细胞

胞细长，壁孔小，另一层为类圆形孔纹细胞，两层细胞呈垂直排列。种子横切面：种翅由4～8列孔纹细胞组成，微木化。种皮最外层为1列类方形棕色细胞，内壁略凹凸不平，其内为1列棕色小型木化细胞，向内为2列薄壁细胞。胚乳细胞壁薄，含脂肪油滴。

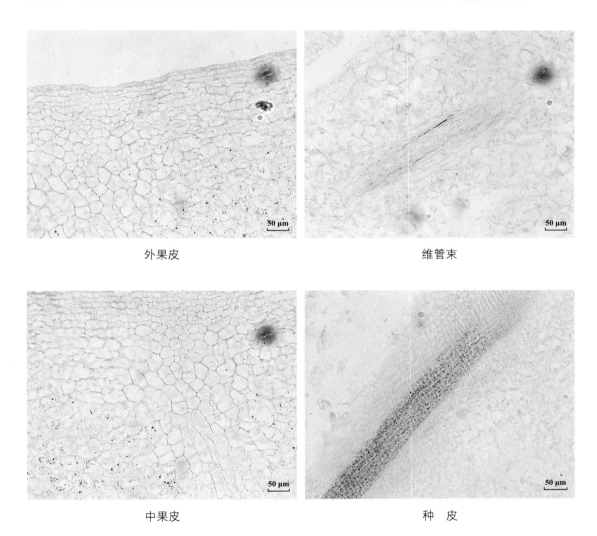

外果皮　　　　　　　　　　　　　维管束

中果皮　　　　　　　　　　　　　种　皮

[粉末特征]　果皮纤维长梭形或不规则分枝状，壁厚，木化，纹孔斜裂缝状或裂缝状。种皮网纹细胞类椭圆形或类圆形，纹孔大。果皮石细胞类长圆形、类长方形或多角形，壁厚，胞腔窄或不明显。

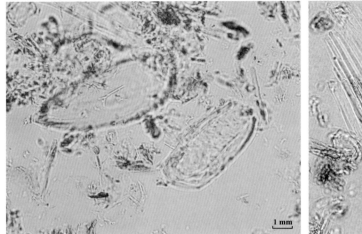
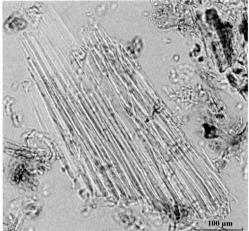

石细胞　　　　　　　　　　　　　　果皮纤维

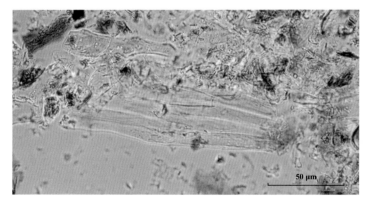

网纹细胞

蓼 科

■ **红蓼** • *Persicaria orientalis* L.

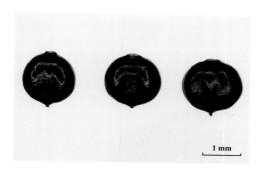

种子外观

[药材名] 水红花子。

[性味功效] 咸, 微寒; 散血消癥, 消积止痛, 利水消肿。

[生境分布] 一年生草本。生于沟边湿地、村边路旁。除西藏外, 广布于全国各地, 野生或栽培。朝鲜、日本、菲律宾、印度、欧洲和大洋洲等地也有分布。

[横切面特征] 外果皮为黄色的石细胞, 栅状排列, 细胞腔狭小。内种皮为数列红棕色细胞, 散有维管束。种皮为1列长方形含红棕色色素的细胞。胚乳细胞内充满含草酸钙晶体的糊粉粒。

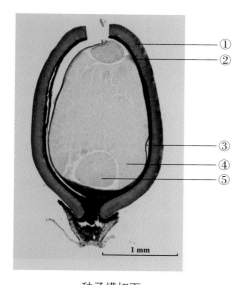

种子横切面
① 外果皮; ② 内果皮; ③ 种皮; ④ 胚乳; ⑤ 胚

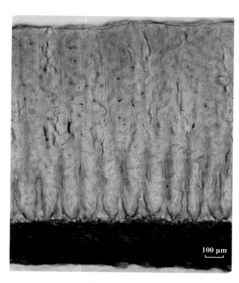

外果皮细胞

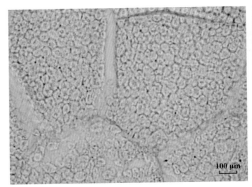 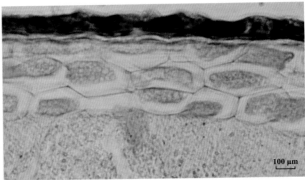

胚乳细胞中的糊粉粒　　　　　　　　　　　种皮细胞

[粉末特征]　果皮栅状细胞多成片，黄棕色，侧面观细胞1列，非木化，内壁薄，径向壁有多数分枝状突起，枝端钝圆；表面观细胞呈多角形，胞腔小，圆点状，稍下胞腔星状。种皮碎片表面观角质层边缘常卷曲，表皮细胞长形，垂周壁深波状弯曲。种皮细胞呈条形或不规则形，壁薄，淡黄色，排列极疏松，细胞间隙大。淀粉粒较多，单粒类圆形或长圆形，直径2～15 μm，脐点点状，复粒由2～4分粒组成，或由数十至数百粒聚成不规则团块。

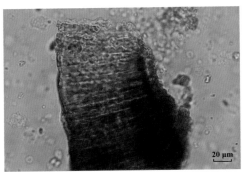 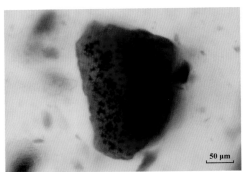

果皮栅状细胞（侧面观）　　　　　　　　　　果皮栅状细胞（表面观）

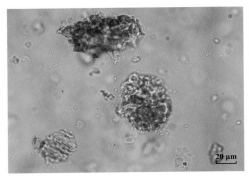 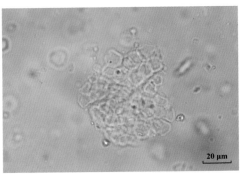

种皮碎片　　　　　　　　　　　　　　　　　淀粉粒

苋 科

■ 青葙 • *Celosia argentea* L.

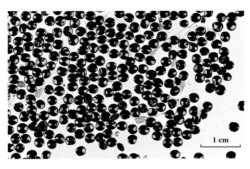

种子外观

[药材名] 青葙子。

[性味功效] 苦，微寒；清肝泻火，明目退翳。

[生境分布] 一年生草本。生于平原、田边、丘陵、山坡，高达海拔1 100 m。全国均有分布，野生或栽培。朝鲜、日本、俄罗斯、印度、越南、缅甸、泰国、菲律宾、马来西亚及非洲热带地区均有分布。

[横切面特征] 外种皮为1列长柱状厚壁细胞，黄棕色，细胞腔位于中下部，狭细，含深红棕色色素，细胞壁沿细胞腔有增厚纹理。色素层细胞界限不明显，壁薄，含暗棕红色块状色素物。内种皮细胞1列，棕色，扁平。胚乳细胞呈多角形，充满淀粉粒和糊粉粒，并含草酸钙方晶。

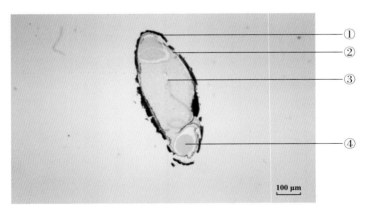

种子横切面
① 外种皮；② 内种皮；③ 胚乳；④ 胚

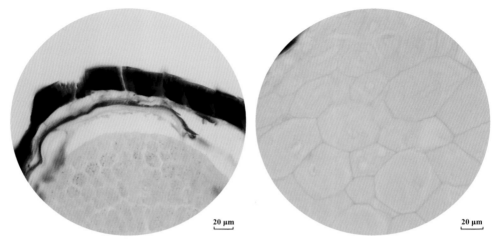

种皮   胚乳细胞中的草酸钙方晶

[粉末特征] 种皮外表皮细胞成片，暗棕红色，表面观细胞呈多角形或长多角形，具致密的网状增厚纹理。色素层细胞界限不明显，壁薄，含暗棕红色块状色素物。胚乳细胞呈多角形，颇大，充满淀粉粒和糊粉粒；并含脂肪油滴。草酸钙方晶存在于胚乳细胞中，呈菱形、斜方形或长方形。

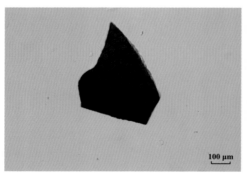

种皮外表皮细胞

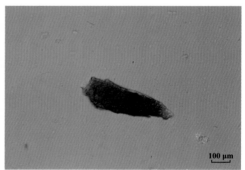

色素层细胞

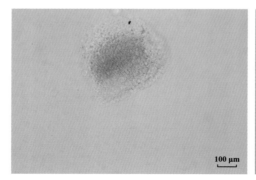

胚乳细胞

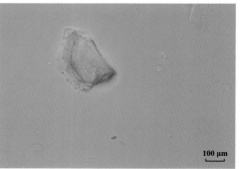

草酸钙方晶

■ 鸡冠花 • *Celosia cristata* L.

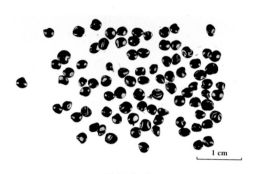

1 cm

种子外观

[药材名] 鸡冠子。

[性味功效] 甘、涩，凉；收敛止血，止带，止痢。

[生境分布] 一年生直立草本。我国南北各地均有栽培，广布于温暖地区。

[横切面特征] 种皮表皮为1列棕色细胞。内层为长方形的细胞，含棕色物，细胞壁上有横向平行增厚。胚乳细胞多边形，充满糊粉粒，细胞常含有一似柱状的草酸钙晶体。子叶细胞含有糊粉粒和脂肪油滴。

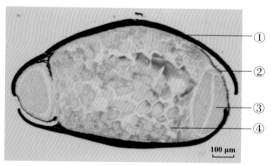

① 种皮表皮；② 内种皮；③ 子叶；④ 胚乳

100 μm

种子横切面

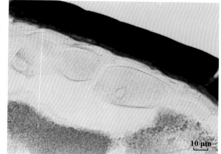

10 μm

种 皮

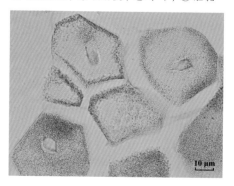

10 μm

胚乳细胞中的草酸钙晶体

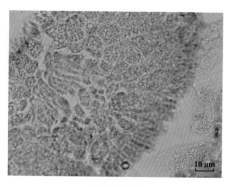

10 μm

子叶细胞

[粉末特征] 种皮表皮细胞棕色，有矩形或多角形细小网纹。胚乳细胞为类长方形和类多边形，细胞壁上有横向平行增厚，常含有草酸钙晶体。子叶细胞类圆形，含有糊粉粒和脂肪油滴。

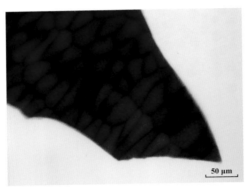

种皮表皮细胞

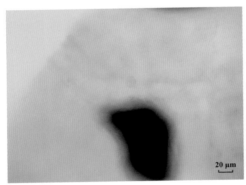

胚乳细胞

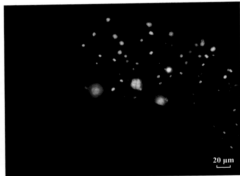

草酸钙簇晶

草酸钙簇晶（偏光）

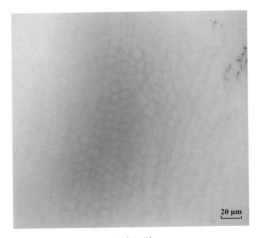

子叶细胞

石竹科

■ **麦蓝菜** • *Gypsophila vaccaria* (L.) Sm.

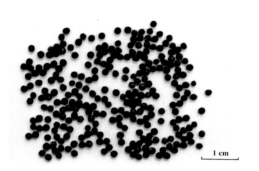

种子外观

[药材名] 王不留行。

[性味功效] 苦，平；活血通经，下乳消肿，利尿通淋。

[生境分布] 一年生或二年生草本。生于草坡、摞荒地或麦田中，为麦田常见杂草。我国除华南外，全国均产。国外广布于欧洲和亚洲其他地区。

[横切面特征] 种皮表皮细胞1列，外壁明显增厚。胚乳丰富，充满淀粉粒或糊粉粒，胚细胞呈类圆形或类方形，内含脂肪油滴。

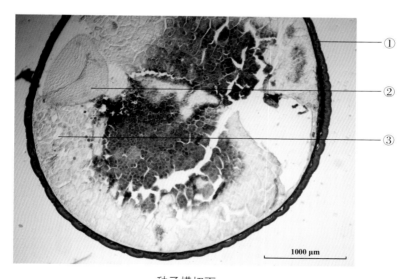

① 种皮

② 胚

③ 胚乳

种子横切面
① 种皮；② 胚；③ 胚乳

[粉末特征] 种皮表皮细胞红棕色或黄棕色，表面观多角形或长多角形，垂周壁增厚，星角状或深波状弯曲。内种皮细胞淡黄棕色，表面观类方形、类长方形或多角形，垂周壁呈紧密的连珠状增厚，表面可见网状增厚纹理。子叶细胞呈类圆形或类方形，含有脂肪油滴。

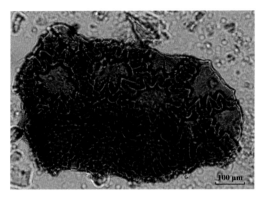

种皮表皮细胞

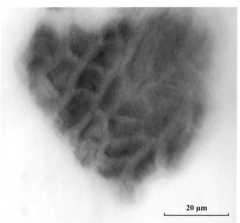

内种皮细胞

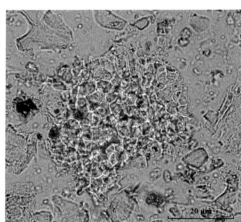

子叶细胞

毛茛科

■ **腺毛黑种草** ● *Nigella glandulifera* Freyn et Sint.

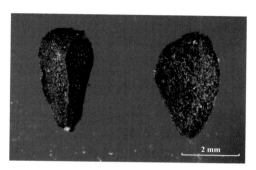

种子外观（正面及背面）

［药材名］ 黑种草子。

［性味功效］ 甘、辛，温；补肾健脑，通经，通乳，利尿。

［生境分布］ 一年生草本。我国新疆有栽培，国外俄罗斯中亚地区也有栽培。

［横切面特征］ 种皮表皮细胞1列，类长方形或不规则长圆形，多切向延长，外壁大多向外突起呈乳突状或延伸似非腺毛状，壁稍厚，暗棕色，角质层较薄，隐约可见细密颗粒状纹理；种皮薄壁细胞3～4列，长方形或不规则形，略切向延长；内表皮细胞1列，扁平状，棕色。胚乳细胞多角形，充满油滴和糊粉粒。

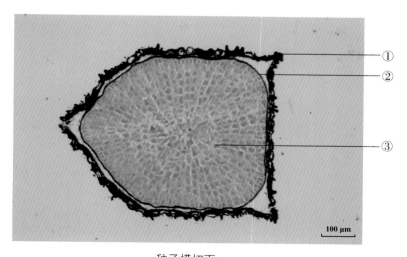

种子横切面

① 外种皮；② 内种皮；③ 内胚乳

[粉末特征] 种皮表皮细胞暗棕色，表面观类多角形，外壁拱起或呈乳突状。种皮内表皮细胞棕色，表面观长方形、类方形或类多角形，垂周壁连珠状增厚，平周壁有细密网状纹理。胚乳细胞多角形，内含油滴和糊粉粒。

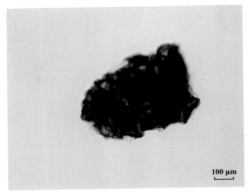

外种皮细胞

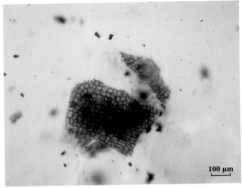

内种皮细胞

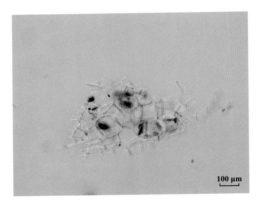

胚乳细胞

木兰科

■ **五味子** • *Schisandra chinensis* (Turcz.) Baill.

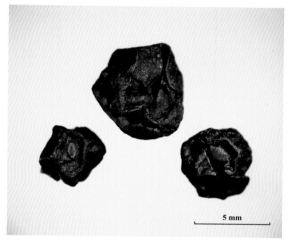

果实外观

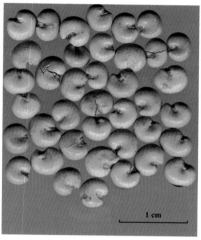

种子外观

[药材名] 五味子。

[性味功效] 酸、甘，温；收敛固涩，益气生津，补肾宁心。

[生境分布] 落叶木质藤本。生于海拔1 200 ～ 1 700 m的沟谷、溪旁、山坡。分布于黑龙江、吉林、辽宁、内蒙古、河北、山西、宁夏、甘肃、山东等地。朝鲜和日本也有分布。

[横切面特征] 外果皮为1列方形或长方形细胞，壁稍厚，外被角质层，散有油细胞。中果皮薄壁细胞数十列，含淀粉粒，散有小型外韧型维管束。内果皮为1列小方形薄壁细胞。种皮最外层为1列径向延长的石细胞，壁厚，纹孔和孔沟细密；其下为数列类圆形、三角形或多角形石细胞，纹孔较大；石细胞层下为数列油细胞层；种皮内表皮为1列小细胞，壁稍厚。胚乳细胞含脂肪油滴。

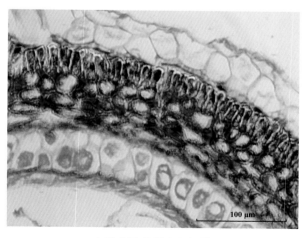

内果皮及外种皮石细胞

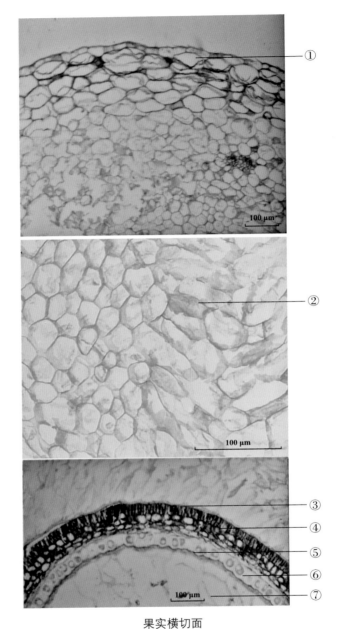

果实横切面

① 外果皮；② 中果皮；③ 内果皮；④ 外种皮；⑤ 内种皮；⑥ 油细胞层；⑦ 胚乳

[粉末特征] 种皮表皮石细胞成片，淡黄色或淡黄棕色；表面观呈多角形或长多角形，纹孔圆点状或不明显，孔沟极细密，胞腔明显，内含深棕色物，侧断面呈长方形。种皮内层石细胞形体较大，常紧附于种皮表皮石细胞层，或单个散在，多破碎，呈类多角形、类圆形、卵圆形、长椭圆形或不规则形，纹孔密而较大，呈点状、短缝状或叉状，孔沟稍粗，或呈分枝状，胞腔明显。果皮表皮细胞表面观呈类多角形，垂周壁略呈连珠状增

厚，表面有角质线纹。表皮中散有油细胞。中果皮细胞暗棕色，细胞皱缩，界限不明显，含暗棕色物。胚乳细胞呈类多角形，壁稍厚，含脂肪油滴。纤维少数，直径 12 ～ 20 μm，壁较薄，纹孔十字形，也有壁较厚而纹孔不显著的。

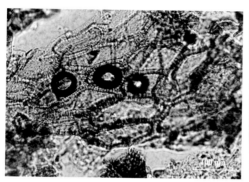

种皮表皮石细胞（表面观）

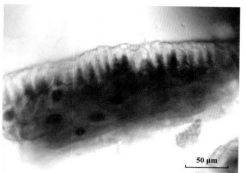

种皮表皮石细胞（侧面观）

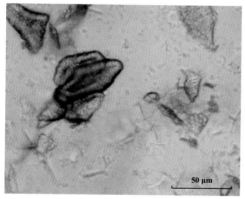

种皮内层石细胞

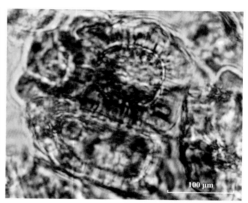

果皮表皮细胞

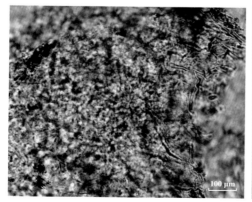

中果皮细胞

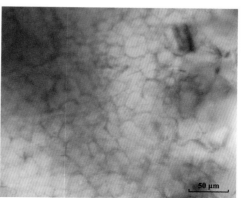

种皮油细胞

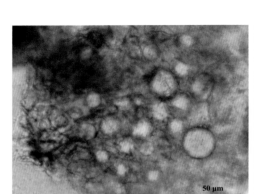 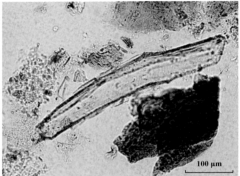

胚乳细胞 纤 维

十字花科

■ **播娘蒿** • *Descurainia sophia* (L.) Webb ex Prantl

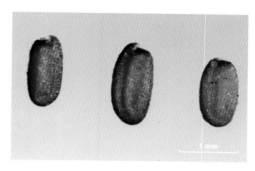

种子外观

[药材名] 南葶苈子。

[性味功效] 辛、苦，大寒；泻肺平喘，行水消肿。

[生境分布] 一年生草本。生于山坡、田野及农田。除华南外全国各地均产，亚洲、欧洲、非洲及北美洲均有分布。

[横切面特征] 种皮表皮细胞为1列类方形黏液细胞，吸水后形成黏液层，厚度可为种子宽度的1/5以上，细胞内壁增厚向外延伸成纤维素柱。纤维素柱比独行菜的短小，顶端钝圆，偏斜或平截，周围可见黏液质纹理。下层为色素层，细胞界限不清。胚乳细胞为1列扁长方形细胞，较独行菜狭长，壁稍厚，含糊粉粒。子叶细胞类长方形和类多角形，含脂肪油滴。

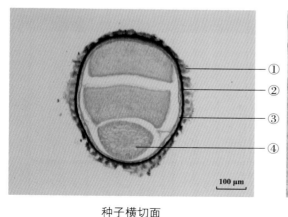

种子横切面

① 种皮表皮；② 色素层；③ 胚乳；④ 子叶

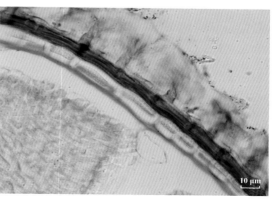

种 皮

[粉末特征] 种皮表皮为黏液细胞，无色，侧面观呈长方形，内壁增厚向外延伸成纤维素柱，纤维素柱较粗，顶端平截。种皮栅状细胞黄色或淡黄色，成片，侧面观细胞1列，呈类方形；表面观呈长六角形、类多角形或类方形。胚乳细胞表面观多角形，壁稍厚，含糊粉粒。

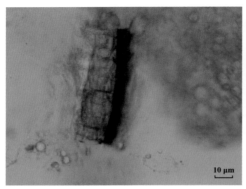

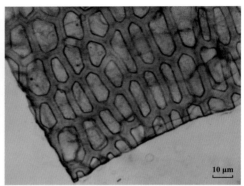

种皮栅状细胞（侧面观）　　　　　　　　种皮栅状细胞（表面观）

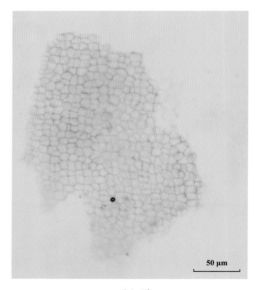

胚乳细胞

独行菜 · *Lepidium apetalum* Willd.

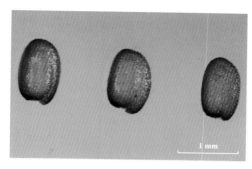

种子外观

[药材名] 北葶苈子。

[性味功效] 辛、苦，大寒；泻肺平喘，行水消肿。

[生境分布] 一年生或二年生草本。生在海拔400 ～ 2 000 m山坡、山沟、路旁及村庄附近。为常见的田间杂草。分布于东北、华北、江苏、浙江、安徽、西北、西南。俄罗斯欧洲部分、亚洲东部及中部、喜马拉雅地区均有分布。

[横切面特征] 种皮表皮细胞为黏液细胞，略呈长方形，黏液细胞层较播娘蒿厚，厚度可超过种子宽度的1/2，细胞内壁增厚向外延伸成纤维素柱。纤维素柱较播娘蒿长，顶端钝圆，偏斜或平截，周围可见黏液质纹理。下层为色素层，细胞界限不清。胚乳细胞扁方形，壁稍厚，含糊粉粒及脂肪油滴。子叶细胞类长方形和类多角形，含脂肪油滴。

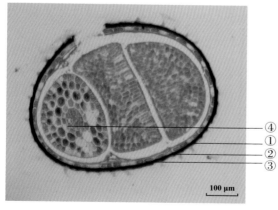

种子横切面

① 种皮表皮；② 色素层；③ 胚乳；④ 子叶

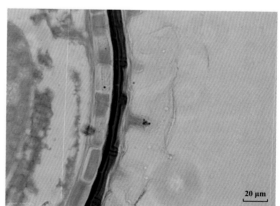

种 皮

[粉末特征] 种皮表皮为黏液细胞，无色，侧面观呈长方形，内壁增厚向外延伸成纤维素柱，纤维素柱较粗，顶端平截或钝圆。种皮栅状细胞黄色或淡黄色，成片，侧面观细

胞1列，呈扁方形；表面观呈长多角形、类多角形或类方形。胚乳细胞表面观多角形，壁稍厚，含糊粉粒及脂肪油滴。子叶细胞类多角形，含脂肪油滴。

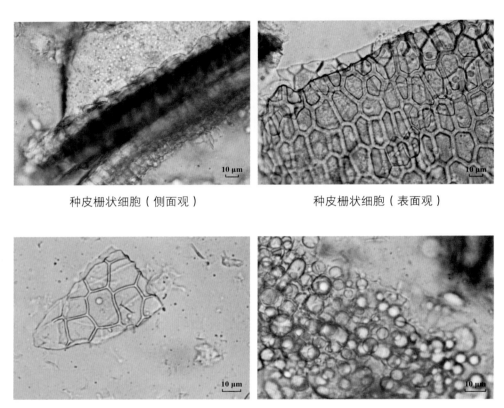

种皮栅状细胞（侧面观）　　　　　　种皮栅状细胞（表面观）

胚乳细胞　　　　　　　　　　　子叶细胞

白芥 · *Sinapis alba* L.

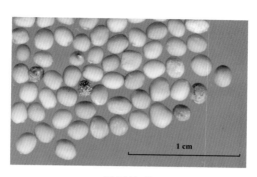

种子外观

[药材名] 芥子。

[性味功效] 辛，温；温肺豁痰利气，散结通络止痛。

[生境分布] 一年生草本。全国各地均有栽培，原产欧洲。

[横切面特征] 种皮表皮为黏液细胞，有黏液质纹理；栅状细胞1列，内壁及侧壁增厚，外壁菲薄。胚乳为1列类方形细胞，含糊粉粒。子叶及胚根薄壁细胞含脂肪油滴和糊粉粒。

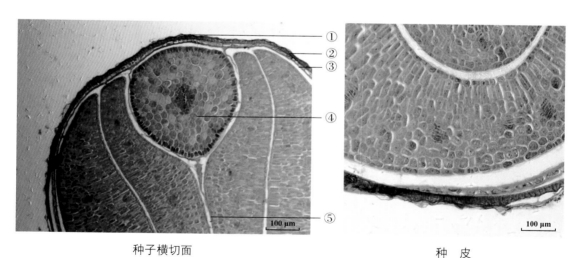

① 种皮表皮；② 种皮栅状细胞；③ 胚乳；④ 胚根；⑤ 子叶

种子横切面　　　　　　　　　　　　种 皮

[粉末特征] 种皮栅状细胞成片，淡黄色，表面观呈类多角形或稍延长，垂周壁平直或细波状弯曲，常与下皮细胞重叠，表面观隐约可见下皮细胞的暗影或不明显。种皮表皮细胞为黏液细胞，无色或微黄色，表面观细胞呈多角形或类多角形，壁薄，有时可见细小连珠状增厚，细胞中央纤维素柱呈脐状，周围可见黏液质纹理。胚乳细胞侧面观呈扁方形，表面观呈类多角形，含糊粉粒、油滴及灰色颗粒物。

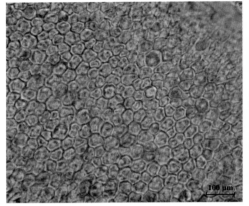
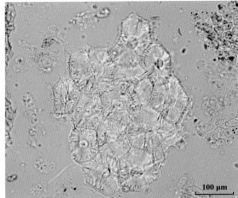

种皮栅状细胞（表面）　　　　种皮表皮细胞

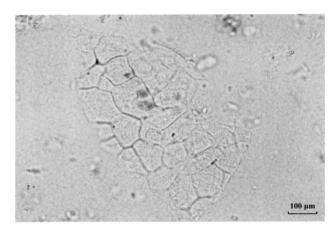

胚乳细胞

蔷薇科

山楂 • *Crataegus pinnatifida* Bunge

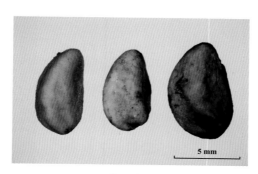

种子外观

[药材名] 山楂。

[性味功效] 酸、甘，微温；消食健胃，行气散瘀，化浊降脂。

[生境分布] 落叶乔木。生于山坡林边或灌木丛中，海拔100 ~ 1 500 m。分布于黑龙江、吉林、辽宁、内蒙古、河北、河南、山东、山西、陕西、江苏等地。朝鲜和俄罗斯西伯利亚也有分布。

[横切面特征] 果皮表皮由1列表皮细胞组成，外被角质层；下层为果肉薄壁细胞，外侧薄壁细胞较小，排列紧密；内侧薄壁细胞配列较疏松，常可见草酸钙晶体及淀粉粒；

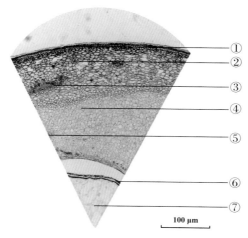

果皮表皮横切面

① 果皮表皮细胞；② 薄壁组织；③ 维管束；④ 果肉薄壁细胞；⑤ 维管束；⑥ 种皮；⑦ 子叶细胞

薄壁细胞中散有大小不一的维管束及草酸钙簇晶和方晶。种皮表皮为1层厚壁细胞，下层为数列薄壁细胞，含有成群或单个散在的石细胞。胚乳丰富。

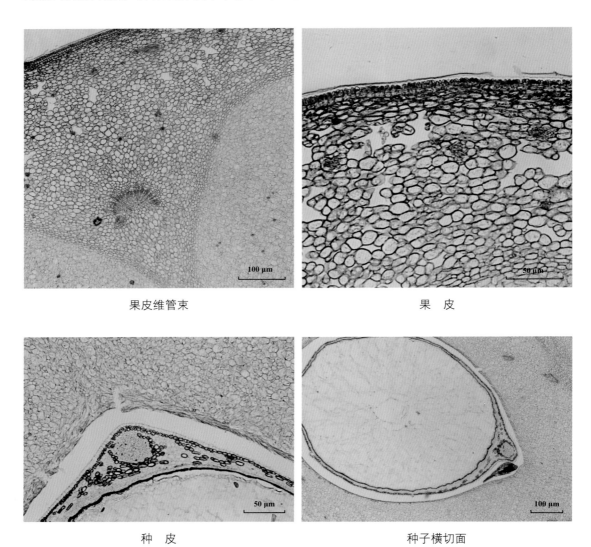

果皮维管束

果　皮

种　皮

种子横切面

[粉末特征]　果皮表皮细胞表面观呈类圆形或类多角形，壁稍厚，胞腔内常含红棕色或黄棕色物。果肉薄壁细胞皱缩，胞腔内含黄棕色物，常可见草酸钙晶体及淀粉粒。草酸钙簇晶散在或存在于果肉薄壁细胞中，直径20～38 μm。草酸钙方晶散在或存在于果肉薄壁细胞中，直径10～44 μm。纤维多成束，壁厚，可见纹孔及孔沟，偏光镜下呈彩色。淀粉粒较多，常包埋于薄壁细胞中，单粒类圆形、长圆形和多角形，复粒由2～8个分粒组成。种皮石细胞较多，呈类多角形、类圆形、长圆形或不规则形，壁厚，孔沟及层纹明显，有的胞腔内含深棕色物。

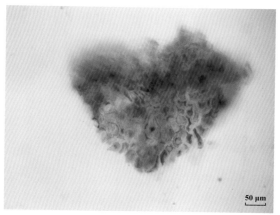

果皮表皮细胞

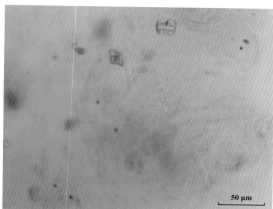

果肉薄壁细胞

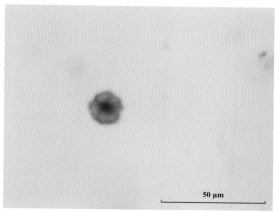

草酸钙簇晶

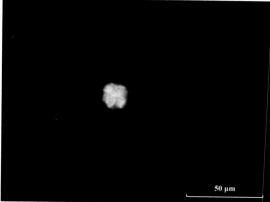

草酸钙簇晶（偏光）

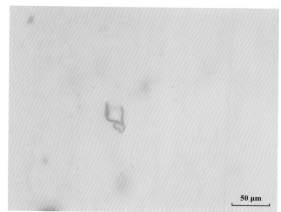

草酸钙方晶

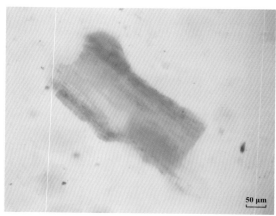

纤　维

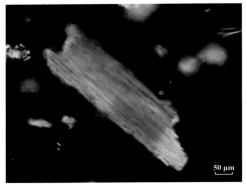

纤维（偏光）

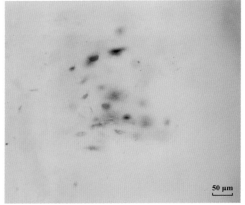

种皮石细胞

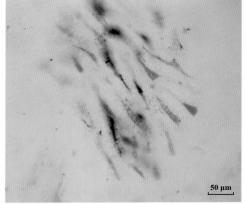

种皮石细胞（长条形）

淀粉粒

■ 桃 • *Prunus persica* L.

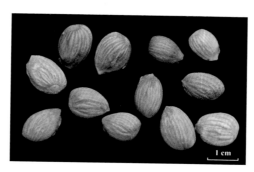

种子外观

[药材名] 桃仁。

[性味功效] 苦、甘，平；活血祛瘀，润肠通便，止咳平喘。

[生境分布] 乔木。原产我国，各地广泛栽培。世界各地均有栽培。

[横切面特征] 外种皮为1列棕红色细胞，嵌有石细胞，呈长卵形、类圆形、贝壳形等。薄壁细胞数列，皱缩，散有维管束。内种皮细胞1列，外切向壁角质化。胚乳细胞1～3列，呈类方形。子叶细胞较大，内含糊粉粒和脂肪油滴，有的可见细小草酸钙簇晶。

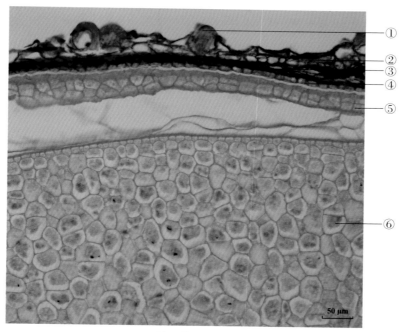

种子横切面

① 石细胞；② 外种皮；③ 薄壁细胞；④ 内种皮；⑤ 胚乳；⑥ 胚

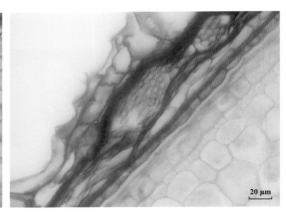

石细胞

种皮维管束

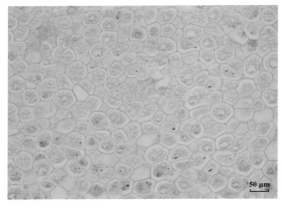

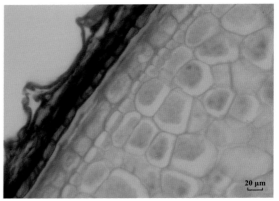

子　叶

内胚乳

［粉末特征］　石细胞黄色或黄棕色，表面观类圆形、圆多角形或类方形，底部壁上纹孔大而较密。外种皮细胞黄棕色，表面观类圆形或类多角形，细胞界限不清晰，有时与石细胞相连。子叶细胞较大，壁薄，含脂肪油滴和糊粉粒。

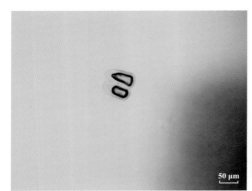

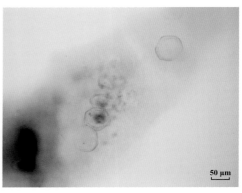

石细胞

外种皮细胞

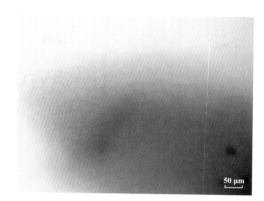

50 μm

子叶细胞

■ 山杏 • *Prunus sibirica* L.

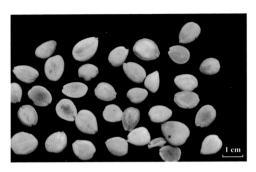

种子外观

[药材名] 苦杏仁。

[性味功效] 苦，微温，有小毒；降气止咳平喘，润肠通便。

[生境分布] 灌木或小乔木。生于干燥向阳山坡上、丘陵草原或与落叶乔灌木混生，海拔700～2 000 m。分布于黑龙江、吉林、辽宁、内蒙古、甘肃、河北、山西等地。蒙古东部和东南部、俄罗斯远东和西伯利亚也有分布。

[横切面特征] 外种皮细胞1列，侧面观多为宽贝壳形、类圆形或扁梭形，上半部凸出于表面，下半部埋于薄壁组织中，埋在薄壁组织部分壁较薄，纹孔及沟纹多，凸出部分壁较厚，纹孔少或无。下方为细胞皱缩的营养层，有细小维管束。内种皮细胞1列，内含黄色物质。外胚乳为数列颓废的薄壁组织。内胚乳为1列长方形细胞，内含糊粉粒及脂肪油。

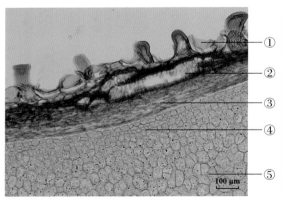

种子横切面

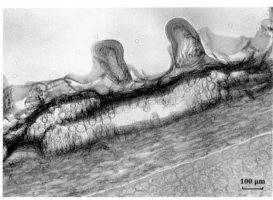

外种皮及石细胞

① 外种皮；② 薄壁细胞；③ 内种皮；④ 胚乳；⑤ 子叶

[粉末特征] 石细胞单个散在或聚集成群，淡黄色、鲜黄色或黄棕色，表面观呈类圆形、多角形、类多角形或梭形，纹孔大而密，类圆形、类三角形或茧形。种皮外表皮细胞

黄棕色或棕色，常与种皮石细胞相连，呈类圆形，壁常皱缩，细胞界限不清楚。胚乳细胞呈多角形、类多角形，壁厚，含脂肪油滴。

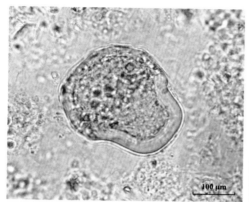

石细胞

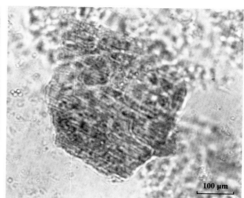

外种皮细胞

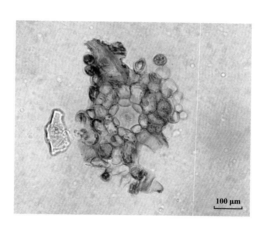

胚乳细胞

豆　科

■ 补骨脂 • *Cullen corylifolium* L.

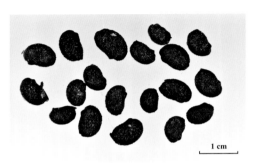

1 cm

果实外观

[药材名] 补骨脂。

[性味功效] 辛、苦，温；温肾助阳，纳气平喘，温脾止泻，外用消风祛斑。

[生境分布] 一年生草本。常生长于山坡、溪边、田边。分布于云南西双版纳、四川金沙江河谷，河北、山西、甘肃、安徽、江西、河南、广东、广西、贵州等地有栽培。印度、缅甸、斯里兰卡也有分布。

[横切面特征] 外果皮波状起伏，为1列细胞，细胞壁皱缩，细胞界限不清楚，可见众多扁圆形的壁内腺。中果皮为数层薄壁细胞。种皮表皮为1层栅栏细胞，其下为1层哑铃状支柱细胞，向内有数

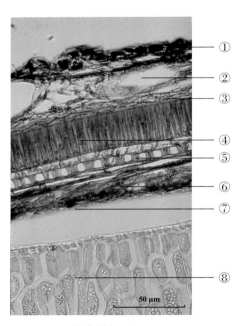

① ②③ ④⑤ ⑥⑦ ⑧

50 μm

果实横切面

①外果皮；②壁内腺；③中果皮；④种皮栅状细胞；⑤种皮支柱细胞；⑥种皮薄壁细胞；⑦内种皮；⑧子叶

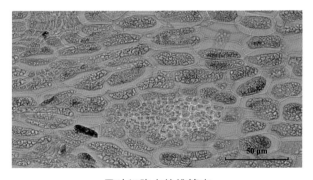

50 μm

子叶细胞中的维管束

列薄壁细胞。胚乳为1列细胞。子叶表皮为1列方形细胞，子叶细胞散有维管束，细胞中充满糊粉粒。

[粉末特征] 种皮栅状细胞成片，淡棕色或红棕色，侧面观细胞1列，侧壁上部较厚，下部渐薄，内壁薄，光辉带位于上端；顶面观呈多角形，胞腔极小，孔沟隙清晰。种皮支持细胞1列，表面观呈类圆形，可见环状增厚壁。果皮表皮棕褐色，细胞壁皱缩，细胞界限不清楚，表面观可见大型壁内腺，常破碎，表面观呈类圆形，中央由多数多角形表皮细胞集成类圆形细胞群（腺体基部）。草酸钙晶体成片存在于中果皮碎片中，呈长方形、长条形，或呈骨状。

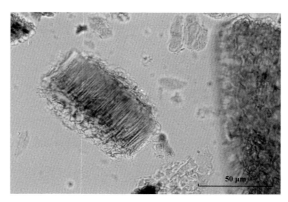

种皮栅状细胞（侧面观）

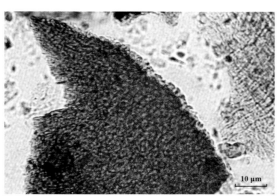

种皮栅状细胞（顶面观）

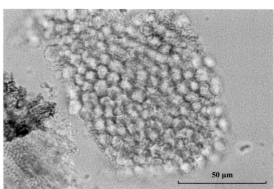

种皮支柱细胞

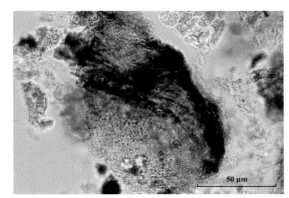

壁内腺

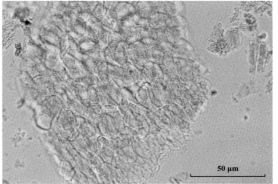

中果皮细胞

■ 蔓黄芪 • *Phyllolobium chinense* Fisch. ex DC.

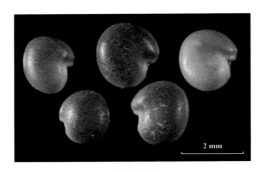

种子外观

[药材名] 沙苑子。

[性味功效] 甘，温；补肾助阳，固精缩尿，养肝明目。

[生境分布] 多年生草本。生于山野，分布于辽宁、吉林、河北、陕西、甘肃、山西、内蒙古等地。

[横切面特征] 种皮外层为1列径向延长的栅状细胞，长33～58 μm，外被角质层，栅状细胞壁自内向外渐增厚，且于上端有纵向纹理，靠外侧有一条光辉带；栅状细胞为狭长的大石细胞，上部呈裂缝状，细胞腔位于细胞中下部，上端含黄棕色色素；栅状组织内侧为1列短哑铃状的支柱细胞，径向长15～24 μm，靠近种脐处，细胞狭而长，远离种脐一侧，细胞短而宽；内侧为颓废细胞层。种脐处的栅状细胞为2列，向内为圆柱状的厚壁细胞层，排列疏松，种脐中央为脐沟，脐沟下方处为管胞群，管胞群外层为2～3层的薄壁细胞。胚乳细胞黏液化，内含细小糊粉粒。子叶细胞长圆形或长方形，内含糊粉粒，靠近中间的部分细胞含有脂肪油滴。

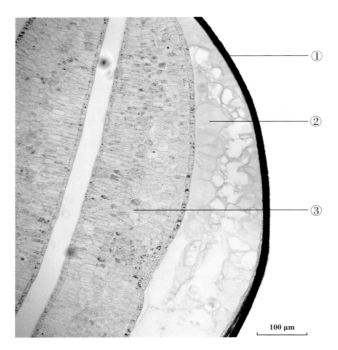

种子横切面

① 种皮栅状细胞；② 胚乳；③ 子叶

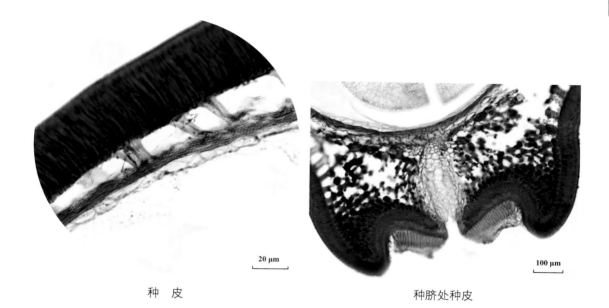

种　皮　　　　　　　　　　　　　　　　种脐处种皮

[粉末特征]　种皮栅状细胞侧面观 1 列，外被角质层；近外侧 1/8 ～ 1/5 处有一条光辉带；表面观呈多角形，壁极厚，胞腔小，孔沟细密。种皮支持细胞侧面观呈短哑铃形。角质层碎片透明网状，细胞类方形或类多角形。子叶细胞含脂肪油。

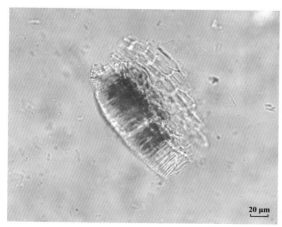

种皮栅状细胞（侧面观）

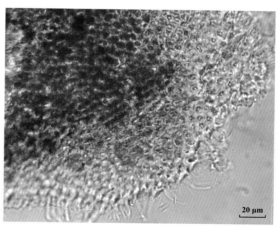

种皮栅状细胞（表面观）

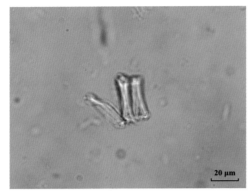

支持细胞

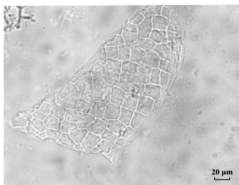

角质层碎片

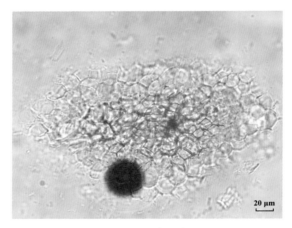

子叶细胞

■ 望江南 • *Senna occidentalis* (L.) Link

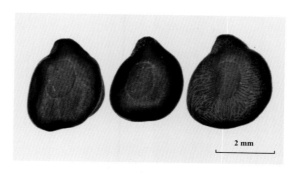

果实外观

[药材名] 望江南。

[性味功效] 苦，寒；肃肺，清肝，利尿，通便，解毒消肿，清肝明目，健胃润肠。

[生境分布] 直立、少分枝的亚灌木或灌木。常生于河边滩地、旷野或丘陵的灌木林或疏林中，也是村边荒地习见植物。分布于我国东南部、南部及西南部各地。原产美洲热带地区，现广布于全世界热带和亚热带地区。

[横切面特征] 种皮表皮为1列栅状细胞，内含棕色物。外被厚角质层。支持细胞为径向壁增厚的哑铃状细胞，内含棕色物。色素层为数层椭圆形、壁增厚的细胞，含棕色色素，在两端细胞层数增多。胚乳角质，含棕色物。

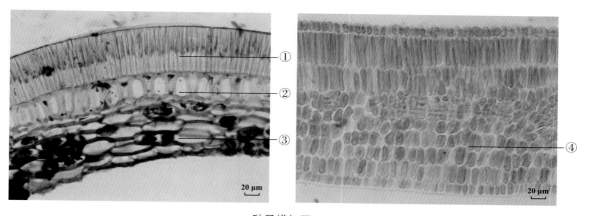

种子横切面

① 种皮栅状细胞；② 种皮支持细胞；③ 色素层；④ 子叶

[粉末特征] 种皮栅状细胞1列，内含棕色物，外被厚角质层，靠外侧有一条光辉带；表面观呈类多角形，壁稍皱缩。种皮支持细胞无色，表面观呈类圆形，可见环状增厚壁；侧面观呈哑铃状。胚乳细胞壁黏液化，胞腔内含淡黄色物。子叶碎片无色，类圆形或类方形。

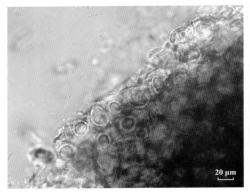

种皮栅状细胞及支持细胞（表面观）

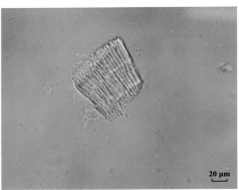

种皮栅状细胞（侧面观）

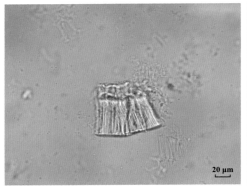

种皮支持细胞（侧面观）

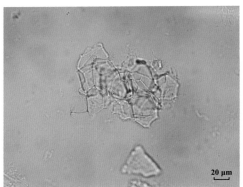

角质层碎片

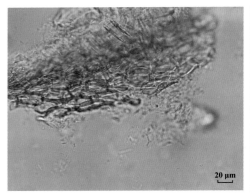

胚乳细胞

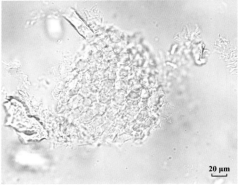

子叶细胞

■ 决明 · *Senna tora* L.

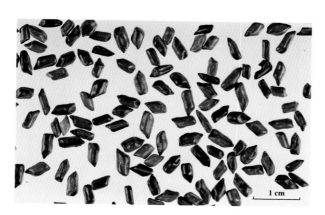

种子外观

[药材名]　决明子。

[性味功效]　甘、苦、咸，微寒；清热明目，润肠通便。

[生境分布]　一年生亚灌木状草本。生于山坡、旷野及河滩沙地上。我国长江以南各地普遍分布。原产美洲热带地区，现全世界热带、亚热带地区广泛分布。

[横切面特征]　种皮表皮为1列栅状细胞，外被厚角质层，1/2和下1/3处各有一条光辉带。下层为1列支柱细胞，略呈哑铃状，壁厚，相邻两细胞间有大的细胞间隙。营养层为薄壁细胞层，散有草酸钙簇晶。胚乳细胞壁不均匀加厚，含黏液质、糊粉粒和草酸钙簇晶。子叶2枚，呈"S"形折曲，草酸钙簇晶散在。

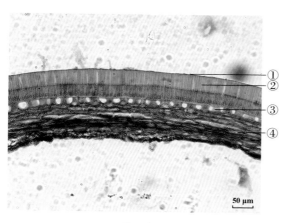

种　皮

① 角质层；② 栅状细胞；③ 支柱细胞；④ 薄壁层细胞

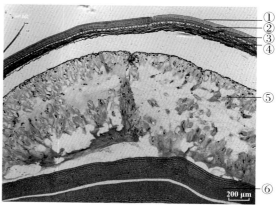

种子横切面

① 角质层；② 栅状细胞；③ 支柱细胞；④ 薄壁细胞层；⑤ 胚乳；⑥ 子叶

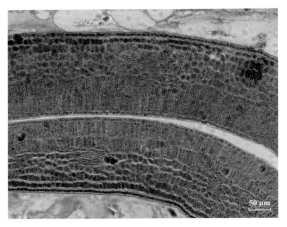

子叶细胞

[粉末特征] 种皮栅状细胞多成片，无色或淡黄色。侧面观细胞为1列长方形细胞，排列整齐，壁较厚，胞腔明显，于细胞下部1/3处壁稍弯曲或折曲，有时可见胞间隙或细胞交错排列，光辉带两条分别位于上下部1/3处；细胞被较厚的角质层。种皮支持细胞1列，无色，侧面观呈哑铃状或葫芦状，通常上端较膨大，外壁和内壁稍厚；顶面观呈类圆形，可见环状增厚壁。草酸钙簇晶存在于营养层薄壁细胞中。角质层碎片表面观可见多角形网络状纹理，为种皮栅状细胞脱离后的痕迹。内胚乳细胞细胞壁黏液质化，胞腔内含深黄棕色物。子叶碎片无色，侧面观可见子叶两面均有栅栏组织，含糊粉粒及草酸钙簇晶。

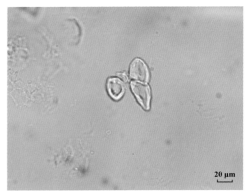

支持细胞（表面观）

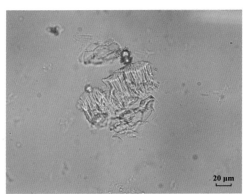

栅状细胞（侧面观）

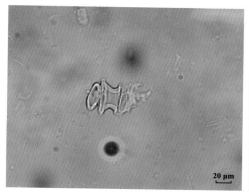

支持细胞（侧面观）

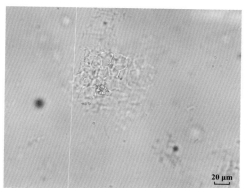

草酸钙结晶

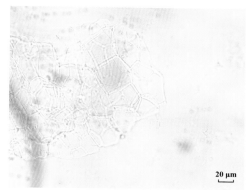

角质层碎片

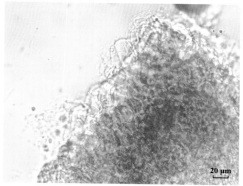

内胚乳细胞

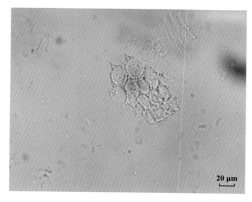

子叶细胞

■ **绿豆** • *Vigna radiata* (L.) R. Wilczek

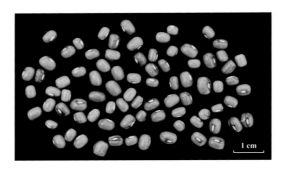

种子外观

[药材名] 绿豆。

[性味功效] 甘，凉；清热解毒，消暑，利水。

[生境分布] 一年生直立草本。我国南北各地均有栽培，世界各热带、亚热带地区广泛栽培。

[横切面特征] 种皮表皮为1列狭长栅状细胞，光辉带明显，下层为哑铃状支持细胞，下面为数列薄壁细胞，散有色素块。子叶细胞类圆形，较大，富含淀粉粒，且含有脂肪油滴。

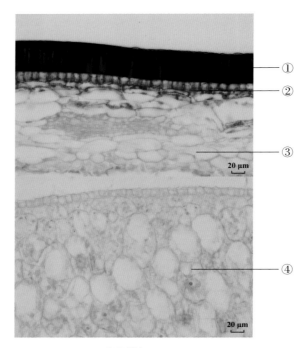

种子横切面

① 种皮栅状细胞；② 种皮支持细胞；③ 种皮薄壁细胞；④ 子叶细胞

[粉末特征] 淀粉粒极多，多为单粒，肾形、长圆形、类圆形、圆三角形、卵圆形或不规则形，脐点短缝状、星状或点状，有的辐射状开裂，少数层纹可见，以边缘较明显。种皮栅状细胞成片，黄色，侧面观细胞 1 列，狭长，外壁及侧壁上部1/3处显著增厚，有细纵沟纹，中部及下部稍厚，内壁薄，胞腔明显，内含淡灰色物和微小颗粒状晶体，光辉带不明显；底面观呈类多角形或稍延长，孔沟细密，胞腔大，可见含一晶

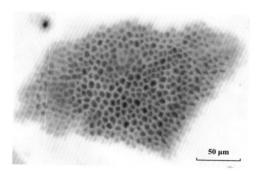

种皮栅状细胞（底面观）

体。色素块多，黄棕色或红棕色，存在于星状细胞或薄壁细胞中。子叶细胞类圆形，含脂肪油滴。

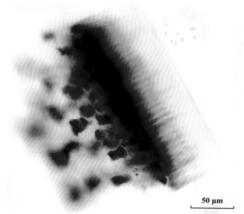

种皮栅状细胞（侧面观）

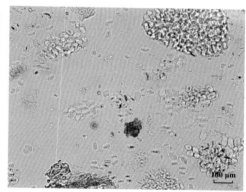

淀粉粒

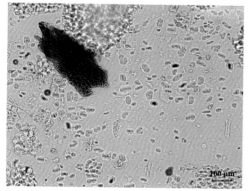

色素块

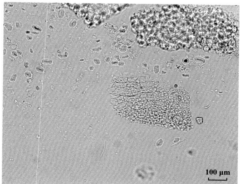

子叶细胞

蒺藜科

■ 蒺藜 • *Tribulus terrestris* L.

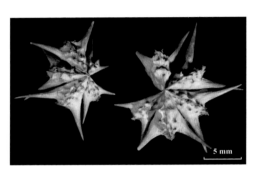

果实外观

[药材名] 蒺藜。

[性味功效] 辛、苦，微温，有小毒；平肝解郁，活血祛风，明目，止痒。

[生境分布] 一年生草本。生于沙地、荒地、山坡、居民点附近。分布于我国各地，全球温带地区都有分布。

[横切面特征] 外果皮为1列扁平薄壁细胞，外侧可见单细胞非腺毛。中果皮由数列薄壁细胞构成，散有小维管束，果刺的部位纤维多成束，上下层纵横交错排列，壁甚厚，胞腔疏具圆形纹孔，内外层散有大的草酸钙方晶。内果皮纤维木化。靠近内果皮的1～2列细胞含草酸钙方晶。

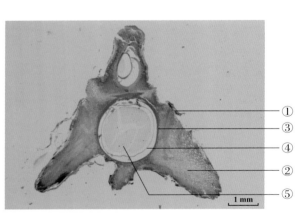

果实横切面

① 外果皮；② 中果皮；③ 内果皮；④ 种皮；⑤ 胚

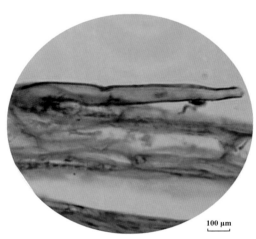

外果皮及非腺毛

[粉末特征] 内果皮纤维木化。靠近内果皮的 1～2 列细胞含草酸钙方晶。内果皮石细胞成群或单个散在,淡黄色或黄色,呈靴形、棒槌形、椭圆形、类三角形、长方形、梭形或长条形,壁厚,壁极厚者胞腔不明显。内果皮纤维成束,淡黄色或黄色,常上下数层纵横交错排列,壁较厚,木化,纹孔稀少,孔沟不甚明显;果刺的纤维细长,末端锐尖,有的短分叉。草酸钙方晶存在于中果皮薄壁细胞中,常散在,呈类方形、菱形。种皮细胞成片,淡棕色;表面观呈类多角形,垂周壁连珠状增厚,内平周壁具条状增厚,木化。胚乳最外列细胞含糊粉粒,脂肪油滴随处散在。导管主为螺纹导管。

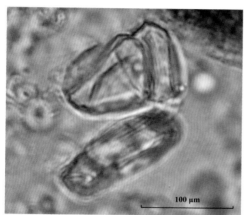

内果皮石细胞

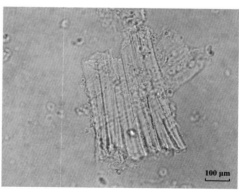

内果皮石细胞

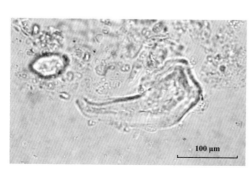
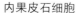

内果皮石细胞

内果皮纤维

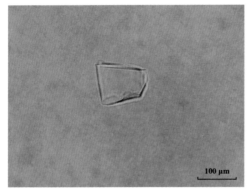

草酸钙方晶

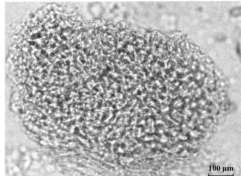

种皮细胞

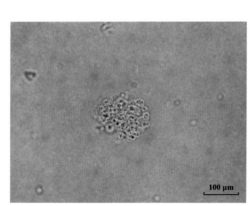

胚乳细胞

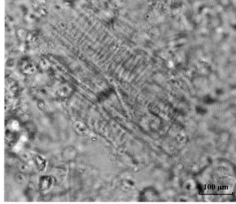

导　管

芸香科

吴茱萸 • *Tetradium ruticarpum* (A. Jussieu) T. G. Hartley

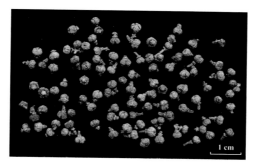

果实外观

［药材名］ 吴茱萸。

［性味功效］ 辛、苦，热，有小毒；散寒止痛，降逆止呕，助阳止泻。

［生境分布］ 小乔木。生长于山地杂木林中，海拔1 000 ～ 1900 m处。分布于湖北西南部、湖南、广西东北部。

［横切面特征］ 外果皮为1列细胞，外被角质层，部分细胞含有橙皮苷结晶。中果皮为多层薄壁细胞，外侧散有大型油室，近内果皮处散有草酸钙簇晶及小维管束。内果皮为数列较小的薄壁细胞。

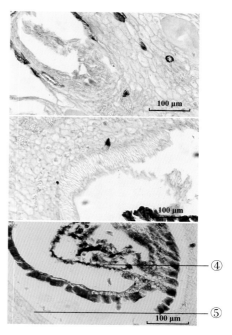

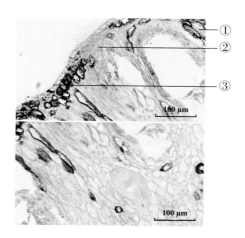

果皮横切面

① 油室；② 中果皮；③ 外果皮；④ 种子；⑤ 内果皮

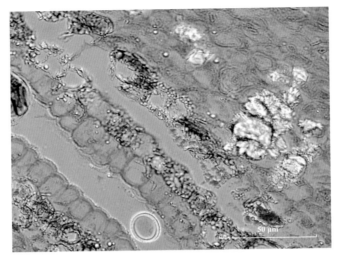

草酸钙簇晶

[粉末特征] 黏液细胞呈类圆形或长圆形，有时壁破裂后逸出黏液质。果皮组织淡棕色，表皮细胞呈多角形，可见气孔，气孔不定式。非腺毛1～4～9细胞，平直或稍折曲，末端偶有短分叉。腺毛头部椭圆形或梨形，7～14或更多细胞，含黄棕色或暗红棕色物；柄部1～4细胞。腺鳞少数，呈圆形或长圆形，顶面观12～16细胞，常含棕色物。草酸钙结晶多为簇晶，多散于中果皮细胞中。石细胞少数，略呈纺锤形或圆多角形，壁厚。

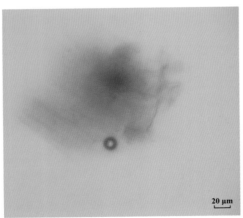

黏液细胞

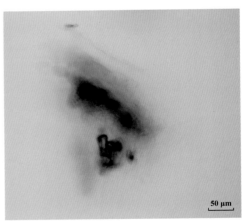

黏液及果皮细胞（侧面观）

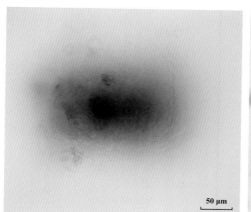

外果皮细胞

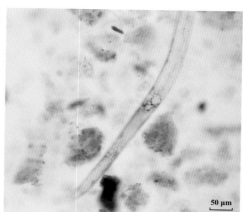

非腺毛

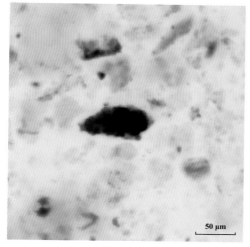

腺毛（1）

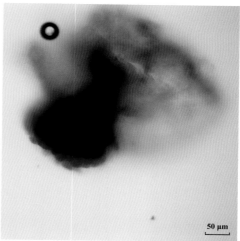

腺毛（2）

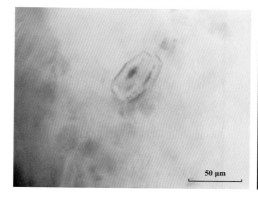

石细胞

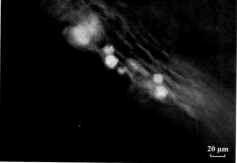

草酸钙簇晶体群（偏光）

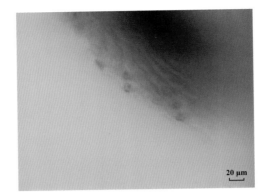

20 μm

草酸钙晶体

苦木科

■ **鸦胆子** • *Brucea javanica* (L.) Merr.

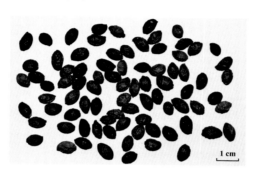

果实外观

[药材名] 鸦胆子。

[性味功效] 苦，寒，有小毒；清热解毒，截疟，止痢；外用腐蚀赘疣。

[生境分布] 灌木或小乔木。云南生于海拔950～1000 m的旷野或山麓灌丛中或疏林中。分布于福建、台湾、广东、广西、海南和云南等地，东南亚至大洋洲北部也有分布。

[横切面特征] 外果皮表皮细胞2～3列，较小，含棕色物。中果皮为类圆形薄壁细胞，中部有维管束环列；薄壁细胞含草酸钙簇晶。内果皮由两条石细胞环带及一条厚壁细胞环带构成，向外形成多个角状突起；外侧环带为1～5列大形石细胞，类圆形或方圆形，壁较厚，木化，壁孔和孔沟明显；中部环带为1～6列厚壁细胞，壁稍木化，通常壁孔及孔沟均不明显，胞腔含棕黄色物，近内侧的胞腔内有草酸钙方晶；内侧环带最宽，为多列纵横

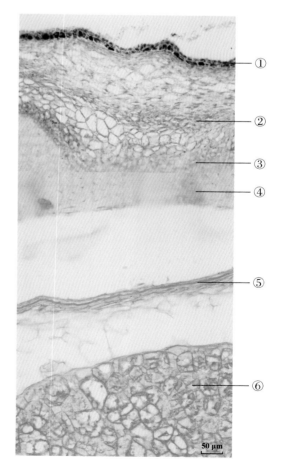

种子横切面

① 外果皮；② 中果皮薄壁细胞；③ 内果厚壁细胞；④ 石细胞；⑤ 种皮；⑥ 胚乳

交织的石细胞团，细胞界限多不明显，壁甚厚，有孔沟，木化较强。种皮表皮细胞1列；其内为1至数列营养层薄壁细胞；再内为狭窄的黏液层；胚乳及子叶薄壁细胞充满糊粉粒和脂肪油。

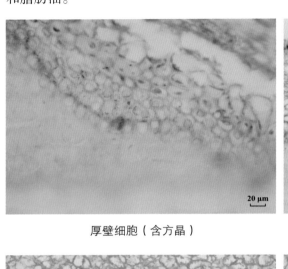

厚壁细胞（含方晶）　　　　　　　　　　　　　　内果皮

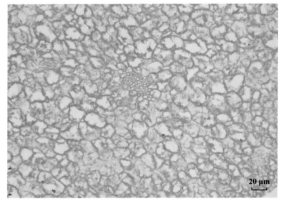
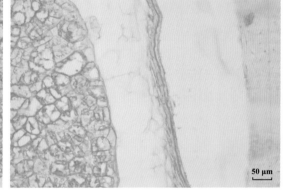

维管束　　　　　　　　　　　　　　　　　　种皮细胞

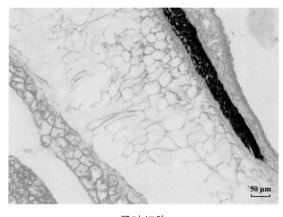

子叶细胞

［粉末特征］　表皮细胞多角形，含棕色物。薄壁细胞多角形，含草酸钙簇晶和方晶。种皮细胞略呈多角形，稍延长。子叶细胞含糊粉粒。

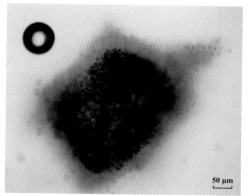

外果皮细胞（表明观）

薄壁细胞草酸钙簇晶

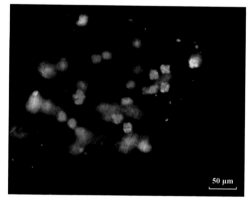

草酸钙簇晶（偏光）

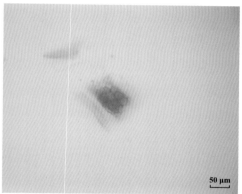

种皮细胞

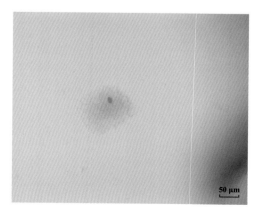

子叶细胞

鼠李科

■ **枳椇** • *Hovenia acerba* Lindl.

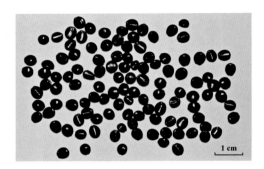

种子外观

[药材名] 枳椇子。

[性味功效] 甘，平；解酒毒，止渴除烦，止呕，利大小便。

[生境分布] 大乔木。生于海拔2 100 m以下的开旷地、山坡林缘或疏林中；庭院宅旁常有栽培。分布于甘肃、陕西、河南、安徽、江苏、浙江、江西、福建、广东、广西、湖南、湖北、四川、云南、贵州等地。印度、尼泊尔、不丹和缅甸北部也有分布。

[横切面特征] 种皮栅状细胞较大，长1.99～2.49 mm，宽0.08～0.15 mm，外壁薄，侧壁甚厚，胞腔窄缝状，靠内壁处膨大，外侧具有光辉带；下层为数列色素层细胞，近卵形或多角形，含红棕色物。薄壁细胞数列，皱缩，在两端各有一维管束。外胚乳细胞

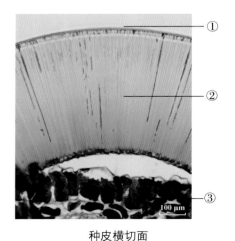

种皮横切面

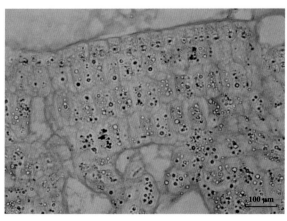

子叶细胞

① 角质层；② 种皮栅状细胞；③ 色素层细胞

颓废。内胚乳细胞壁较厚，含有大量草酸钙小簇晶，可见极小方晶及较多的脂肪油。子叶细胞含有大量圆形小簇晶。

[粉末特征] 粉末呈黄白色至灰棕色。种皮栅状细胞淡黄色，侧面观狭条形，两端壁薄，侧壁厚；表面观呈圆多角形，排列紧密，胞腔细小。色素细胞黄色至深棕色，不规则多角形，大小不一。子叶细胞含较多圆簇状小结晶；油滴众多。

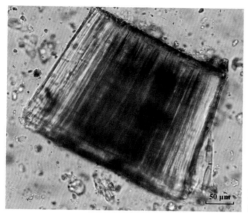

种皮栅状细胞（侧面观）

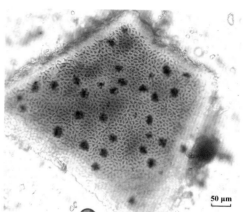

种皮栅状细胞（表面观）

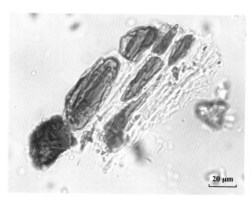

色素细胞

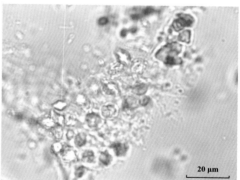

子叶细胞

■ 酸枣 • *Ziziphus jujuba var. spinosa* (Bunge) Hu ex H. F. Chow

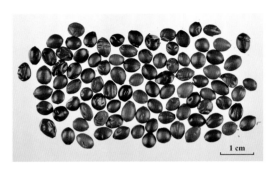

种子外观

[药材名] 酸枣仁。

[性味功效] 甘、酸，平；养心补肝，宁心安神，敛汗，生津。

[生境分布] 落叶小乔木，稀灌木。生长于小山，晴朗的干燥山坡，平原。 分布于安徽、甘肃、河北、河南、江苏、辽宁、内蒙古、宁夏、陕西、山西、新疆等地。

[横切面特征] 种皮栅状细胞1列，壁厚，细胞腔位于中部，细纺锤形，含小颗粒物。下层为1列扁长方形细胞，红棕色。含色素的薄壁细胞数列，多皱缩。内种皮细胞长方形，径向壁增厚。胚乳细胞多角形，充满糊粉粒，可见少量的脂肪油滴。子叶表皮细胞含细小草酸钙簇晶。

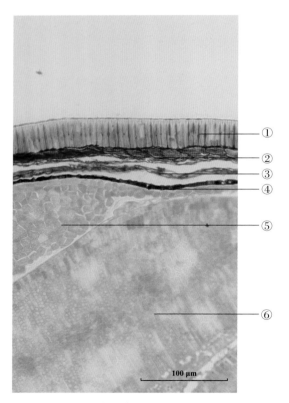

① 种皮栅状细胞
② 下皮细胞
③ 薄壁细胞
④ 内种皮
⑤ 胚乳
⑥ 子叶

种子横切面

① 种皮栅状细胞；② 下皮细胞；③ 薄壁细胞；
④ 内种皮；⑤ 胚乳；⑥ 子叶

子叶细胞

[粉末特征] 种皮栅栏状细胞红棕色或黄棕色，侧面观呈长条形，外壁增厚，侧壁上、中部甚厚，下部渐薄；表面观呈多角形，壁厚，木化，胞腔小。内种皮细胞呈长方形或类方形，垂周壁连珠状增厚。薄壁细胞界限不清，含淡棕色物。胚乳细胞类多角形，含大量糊粉粒及脂肪油滴。子叶细胞呈多角形，含细小草酸钙簇晶。

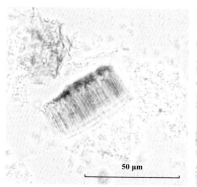

种皮栅状细胞（侧面观）

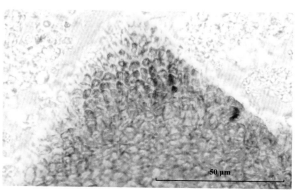

种皮栅状细胞（表面观）

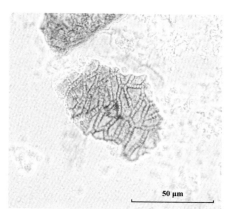

种皮内表皮细胞

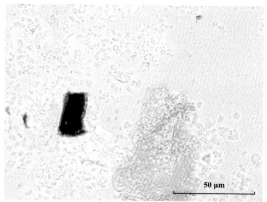

薄壁细胞

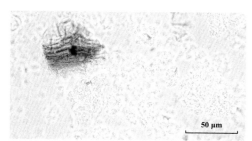

胚乳细胞

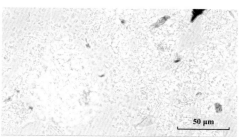

子叶细胞

■ 滇刺枣 · *Ziziphus mauritiana* Lam.

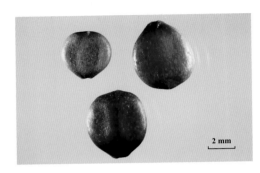

种子外观

[药材名] 理枣仁。

[性味功效] 甘，平；养肝，宁心，安神，敛汗。

[生境分布] 常绿乔木或灌木。生长于潮湿的森林，沿着河岸、小山、山坡的灌丛，海拔低于1 800 m。原分布于广东、广西、四川和云南，斯里兰卡、印度、阿富汗、越南、缅甸、马来西亚、印度尼西亚、澳大利亚及非洲等地也有。

[横切面特征] 种皮栅状细胞1列，外被角质层，壁厚，靠外侧光辉带不明显；细胞腔位于中下部，狭细，且含少量红棕色物质。下层为1列长方形细胞，红棕色。数列含色素的薄壁细胞，多皱缩。内种皮细胞长方形，细胞壁有纹孔，径向壁增厚。胚乳细胞多角形，充满糊粉粒，含有糊粉粒及大量脂肪油。子叶细胞难见结晶。

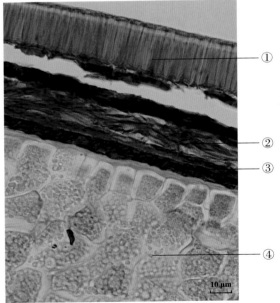

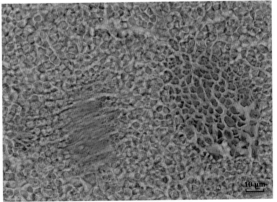

种子横切面　　　　　　　　　　　　　　　　子叶细胞

① 种皮栅状细胞；② 薄壁细胞；③ 内种皮；④ 胚乳

[粉末特征] 内种皮细胞淡黄色，呈长方形或类方形，垂周壁连珠状增厚，可见胞腔内有草酸钙簇晶。薄壁细胞界限不清，含淡棕色物。胚乳细胞类多角形，含大量糊粉粒及脂肪油滴。子叶细胞呈多角形，含大量糊粉粒及脂肪油滴。

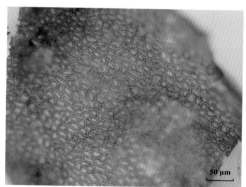

内种皮细胞

色素细胞（侧面观）

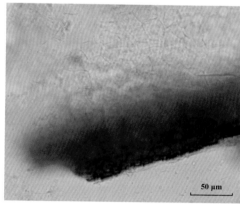

胚乳细胞

子叶细胞

梧桐科

■ 胖大海 • *Scaphium wallichii* Schott & Endl.

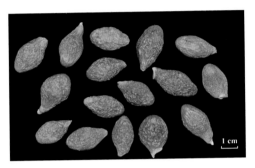

种子外观

[药材名] 胖大海。

[性味功效] 甘，寒；清热润肺，利咽开音，润肠通便。

[生境分布] 多年生落叶乔木。生于林中。我国海南、云南和广西等地有栽培。原产于越南、印度、泰国、马来西亚和印度尼西亚等地。

[横切面特征] 种皮表皮为数列色素细胞，红色，有大的分泌腔。中种皮为数列薄壁细胞，细胞层内有大的分泌腔。内种皮为栅状的厚壁细胞，细胞腔狭小，位于上部，内含黄色物。胚乳肥厚，2 片；胚细长，位于中央。

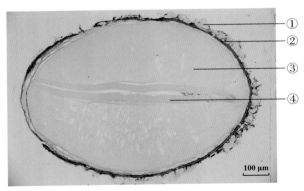

种子横切面
① 外种皮；② 内种皮栅状细胞；③ 胚乳；④ 子叶

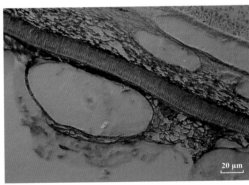

中种皮中的分泌腔

［粉末特征］ 种皮表皮细胞表面观类方形或五角形，含淡棕黄色物，垂周壁呈连珠状增厚，表面有气孔，气孔平轴式。内种皮栅状细胞淡黄色，表面观呈多角形，胞腔内含棕黄色物。导管为螺纹导管或环纹导管。淀粉粒单粒，类圆形、卵形、梨形或类三角形，脐点裂隙状、"人"字形及点状。

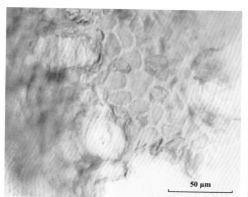

外种皮细胞（表面观）

内种皮栅状细胞

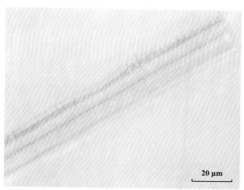

导　管

淀粉粒

伞形科

■ 蛇床 • *Cnidium monnieri* (L.) Cuss.

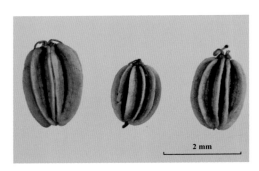

果实外观

[药材名] 蛇床子。

[性味功效] 辛、苦，温，有小毒；燥湿祛风，杀虫止痒，温肾壮阳。

[生境分布] 一年生草本。生于田边、路旁、草地及河边湿地。分布于除华南外全国大部分地区，朝鲜、越南、北美洲及欧洲也有分布。

[横切面特征] 外果皮细胞1列，外被角质层。棱翅木质化，5个棱中部均有1个维管束，分布在中果皮的薄壁细胞中。棱槽内油管1个，合生面油管2个。内果皮细胞1列，扁长方形，外壁增厚，胚乳细胞中含有草酸钙簇晶，偶见方晶及脂肪油滴。

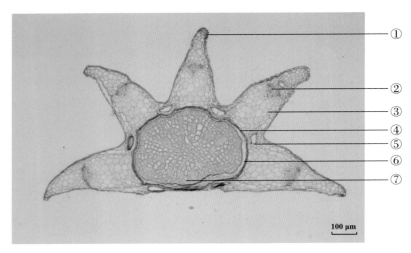

果实横切面

① 外果皮；② 维管束；③ 中果皮；④ 内果皮；⑤ 油管；⑥ 种皮；⑦ 胚乳

［粉末特征］ 内果皮镶嵌层细胞浅黄色，表面观细胞长条形，壁呈连珠状增厚。薄壁细胞类方形或类圆形，壁条状或网状增厚。胚乳细胞多角形，细胞内含有糊粉粒和细小草酸钙簇晶。导管主要为螺纹导管。少见非腺毛。

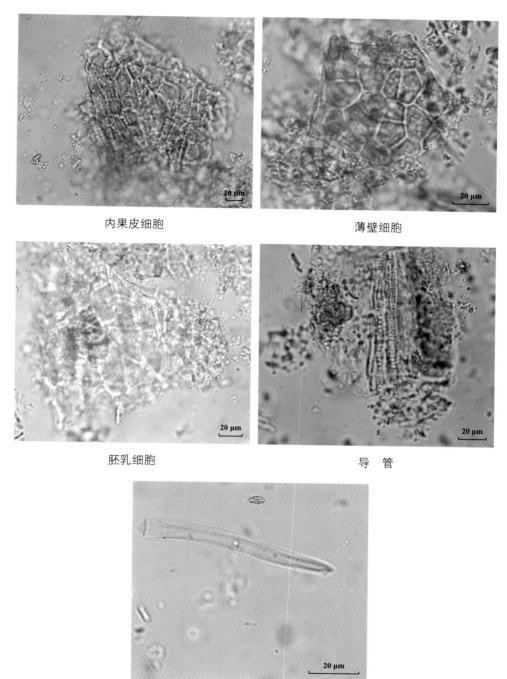

内果皮细胞　　　　　　　　　　　　薄壁细胞

胚乳细胞　　　　　　　　　　　　　导　管

非腺毛

■ 茴香 • *Foeniculum vulgare* Mill.

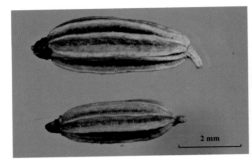
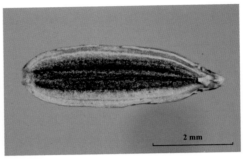

果实外观　　　　　　　　　　　　　　　　分果外观

[药材名] 小茴香。

[性味功效] 辛，温；散寒止痛，理气和胃。

[生境分布] 多年生草本。我国各地均有栽培，原产地中海地区。

[横切面特征] 外果皮为 1 列扁平细胞，外被角质层。中果皮纵棱处有维管束，其周围有木化的网纹细胞；背面棱槽内各有 1 个大的椭圆形油管，合生面有油管 2 个，共 6 个。内果皮为 1 列扁平薄壁细胞，细胞长短不一。种皮细胞扁长，合生面中央有种脊维管束。胚乳细胞多角形，含多数糊粉粒，糊粉粒内含有细小草酸钙簇晶。

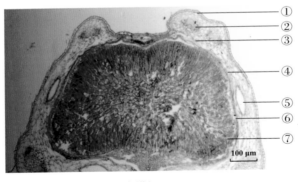
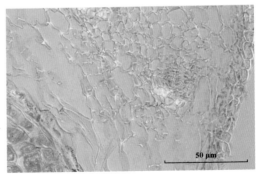

果皮横切面　　　　　　　　　　　　　　　　维管束

① 外果皮；② 维管束；③ 中果皮；④ 果皮；⑤ 油管；
⑥ 种皮；⑦ 胚乳

[粉末特征] 外果皮表面观细胞呈类多角形或类方形，壁稍增厚。网纹细胞呈类长方形或类长圆形，壁厚，微木化，具网状纹孔，纹孔大，卵圆形或类矩圆形。油管碎片黄棕色或深红棕色，分泌细胞表面观呈多角形，含深色分泌物。胚乳细胞呈类多角形，壁厚，含糊粉粒和脂肪油滴，糊粉粒中有一细小草酸钙簇晶。种皮表皮细胞扁平，壁薄，含黄棕色物。

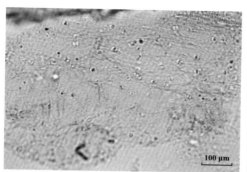

外果皮细胞，

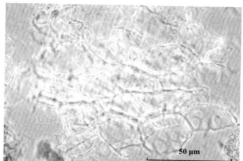

网纹细胞

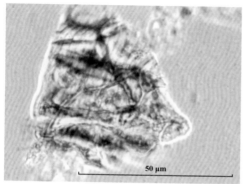

油管碎片

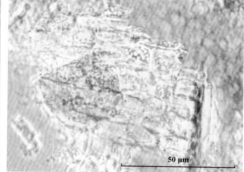

中果皮细胞

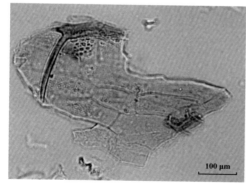

种皮细胞

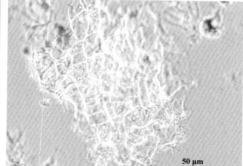

胚乳细胞

山茱萸科

■ **山茱萸** • *Cornus officinalis* Sieb. et Zucc.

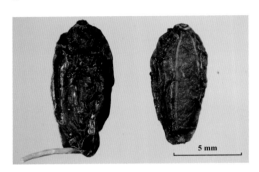

果实外观

[药材名] 山茱萸。

[性味功效] 酸、涩，微温；补益肝肾，收涩固脱。

[生境分布] 落叶乔木或灌木。分布于山西、陕西、甘肃、山东、江苏、浙江、安徽、江西、河南、湖南等地，四川有引种栽培。朝鲜、日本也有分布。

[横切面特征] 外果皮为1列扁方形细胞，外被角质层，厚6～8μm。中果皮由多层薄壁细胞组成，多皱缩，含大量色素块，散有维管束及少量草酸钙簇晶，近果柄处可见少数纤维；近内侧为多列石细胞，类方形、卵圆形或长方形，孔沟明显，胞腔大。内果皮内有大的圆形空腔。种皮1层，胚乳丰富，

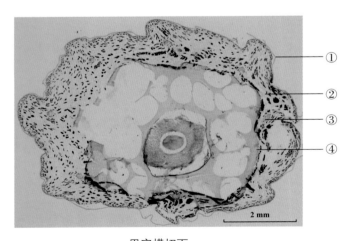

果实横切面
① 外果皮；② 中果皮；③ 维管束；④ 内果皮

114

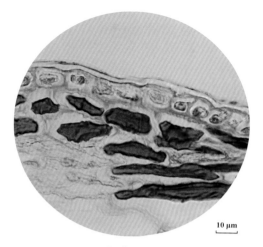

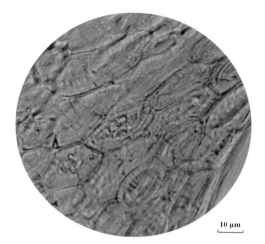

果皮局部

石细胞所含晶体

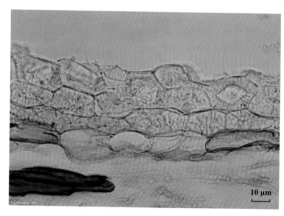

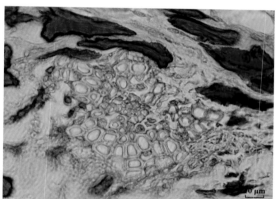

内果皮石细胞

中果皮内维管束

［粉末特征］ 外果皮细胞侧面观扁方形，外平周壁角质增厚。中果皮薄壁细胞橙棕色，多皱缩。草酸钙簇晶在偏光镜下呈多彩色。菊糖存在于中果皮细胞中，多呈类圆形，表面具有扇状纹理，在偏光镜下呈多彩色。纤维少数，纹孔点状或"人"字状。

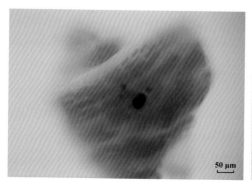

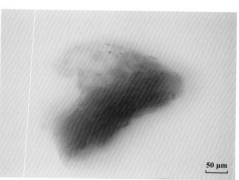

外果皮及中果皮细胞（侧面观）

中果皮细胞

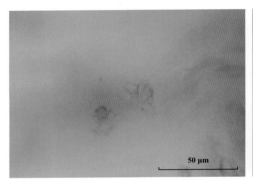

草酸钙簇晶　　　　　　　　　　　　草酸钙簇晶（偏光）

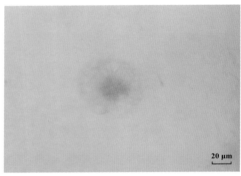
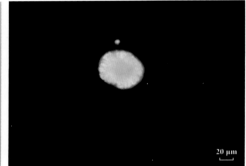

菊　糖　　　　　　　　　　　　　　菊糖（偏光）

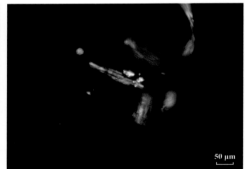

纤　维　　　　　　　　　　　　　　纤维（偏光）

木犀科

■ **连翘** · *Forsythia suspensa* (Thunb.) Vahl

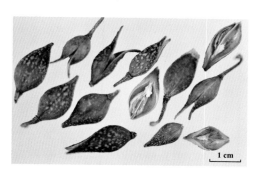

果实外观

[药材名] 连翘。

[性味功效] 苦，微寒；清热解毒，消肿散结，疏散风热。

[生境分布] 落叶灌木。生于海拔250～2 200 m的山坡灌丛、林下或草丛中，或山谷、山沟疏林中。分布于河北、山西、陕西、山东、安徽西部、河南、湖北、四川等地，我国除华南地区外，其他各地均有栽培。日本也有栽培。

[横切面特征] 外果皮为1列扁平细胞，外壁及侧壁增厚，被角质层。中果皮由数十列薄壁细胞构成，散有维管束。内果皮为数列厚壁组织，主要为纤维及石细胞，最内层为1列细小扁平的薄壁细胞。种皮细胞类方形，较大。胚乳细胞多层，偶见草酸钙针晶，下层可见细小排列紧密的胚细胞。

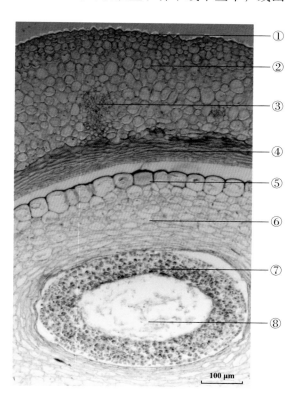

果皮横切面

① 外果皮；② 中果皮；③ 维管束；④ 内果皮；⑤ 种皮；⑥ 胚乳；⑦ 胚根细胞；⑧ 胚根皮层

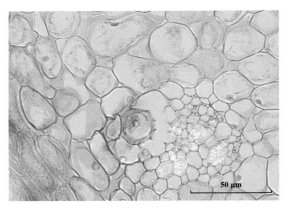

维管束

[粉末特征] 外果皮表皮细胞黄色,侧面观呈类方形,外壁角质增厚,径向壁亦增厚;表面观呈类方形或类多角形,垂周壁增厚,外平周壁表面微现不规则或网状角质纹理。中果皮细胞棕黄色,呈圆多角形或较不规则,壁厚,部分略呈连珠状,纹孔偶见。内果皮纤维较多,多成束,呈短梭形或不规则形,末端稍尖、钝圆或扩展,有的中部狭细,木化,纹孔较少,孔沟细。石细胞极多,单个散在或成群,呈类多角形、类长方形、圆三角形、类圆形或类方形,壁厚,孔沟隐约可见。可见螺纹导管及管胞。

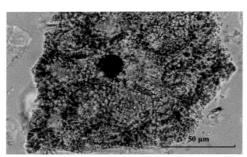

外果皮细胞(表面观)

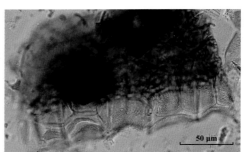

外果皮细胞(侧面观)

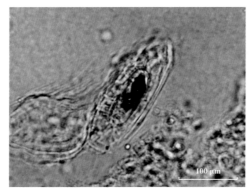

石细胞

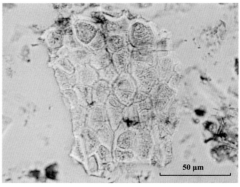

中果皮细胞(表面观)

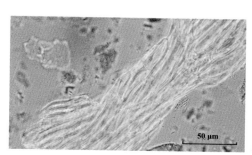

内果皮纤维

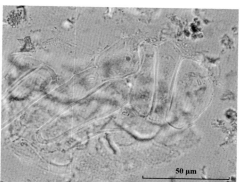

内果皮薄壁细胞

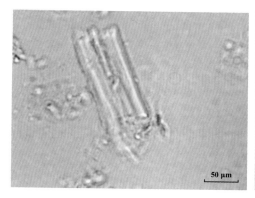

导　管

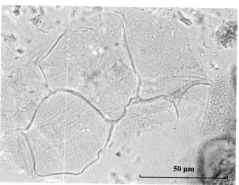

种皮细胞

马钱科

■ 马钱 • *Strychnos nux-vomica* L.

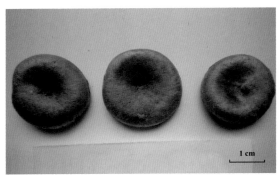

种子外观正面

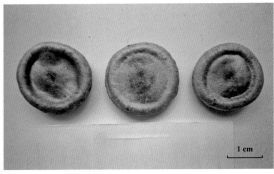

种子外观背面

[药材名] 马钱子。

[性味功效] 苦，温，有大毒；通络止痛，散结消肿。

[生境分布] 乔木。生于林缘和林中。我国福建、台湾、广东、海南、广西和云南等
地均有栽培。印度、斯里兰卡、缅甸、泰国、越南、老挝、柬埔寨、马来西亚、印度尼西
亚和菲律宾等地有分布。

[横切面特征] 种皮表皮细胞分化成单细胞非腺毛，基部膨大似石细胞，壁极
厚，多碎断，木化，密集。胚乳丰富，胚乳细胞多角形，壁厚，含有脂肪油滴及糊
粉粒。

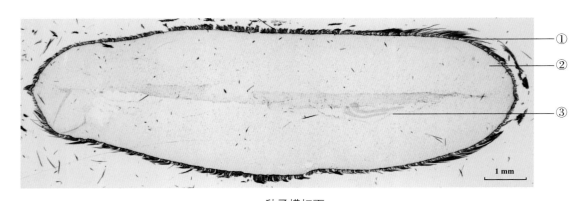

种子横切面

① 非腺毛；② 胚乳；③ 胚

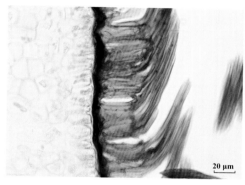
非腺毛（纵切面）

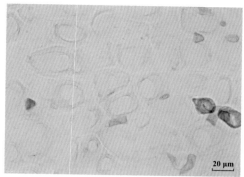
胚乳细胞中的脂肪油滴

[粉末特征]　非腺毛为种皮表皮毛，单细胞，大多碎断纵裂，壁强木化，腺毛的基部较膨大似石细胞样，壁极厚，纹孔纵裂缝状，胞腔分枝，含黄棕色物，底面观呈不规则形，垂周壁弯曲，腺毛的体部向一方倒伏，淡黄色，圆柱形粉碎时易纵向裂开，形成粗细不一的裂片束或单个裂片，宛如纤维束或单个纤维；内胚乳细胞无色或淡黄色，呈多角形、长多角形或类圆形，壁较厚，隐约可见极细密的孔沟；细胞含糊粉粒，有的可见拟晶体，并含脂肪油滴。

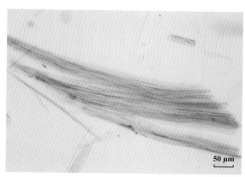
非腺毛

非腺毛基部

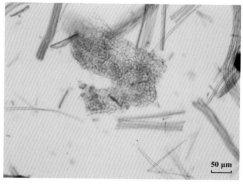
种皮表皮及胚乳细胞（侧面观）

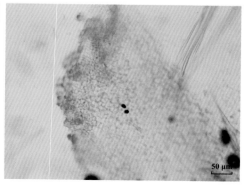
胚乳细胞

旋花科

■ 菟丝子 • *Cuscuta chinensis* Lam.

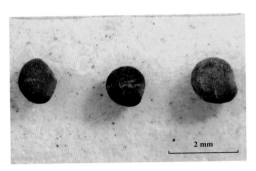

种子外观

[药材名] 菟丝子。

[性味功效] 辛、甘，平；补益肝肾，固精缩尿，安胎，明目，止泻；外用消风祛斑。

[生境分布] 一年生寄生草本。生于海拔200～3 000 m的田边、山坡阳处、路边灌丛或海边沙丘，通常寄生于豆科、菊科、蒺藜科等多种植物上。分布于黑龙江、吉林、辽宁、河北、山西、陕西、宁夏、甘肃、内蒙古、新疆、山东、江苏、安徽、河南、浙江、福建、四川、云南等地。伊朗、阿富汗向东至日本、朝鲜、南至斯里兰卡、马达加斯加、澳大利亚也有分布。

[横切面特征] 种皮表皮细胞类方形或类长方形，内壁增厚。下层为2列栅状细胞，外缘有光辉带，外列细胞较内列短。子叶细胞不规则弯曲，横切面可见数个侧面。胚乳细胞含糊粉粒。

[粉末特征] 种皮栅状细胞成片，黄棕色，侧面观细胞2列，外方有表皮细胞；外列栅状细胞长，壁较薄，木化；内列栅状细胞，壁较厚，

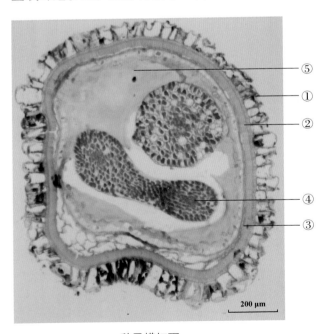

种子横切面

① 种皮表皮；② 栅状细胞；③ 内种皮；④ 胚；⑤ 胚乳

非木化，光辉带位于内列栅状细胞的上部；表面观呈多角形稍皱缩的细胞群。种皮表皮细胞侧面观呈类方形，侧壁稍增厚。胚乳细胞呈类多角形，壁厚薄不一，含细小淀粉粒，并含脂肪油滴。子叶细胞含细小糊粉粒及脂肪油滴。

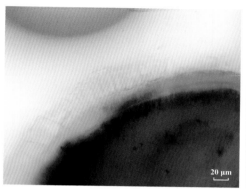

种皮表皮细胞及栅状细胞（侧面观）

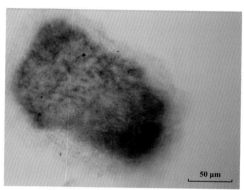

种皮栅状细胞（表面观）

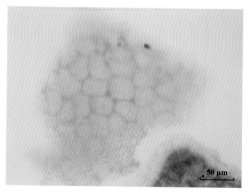

胚乳细胞

子叶细胞

圆叶牵牛 • *Ipomoea purpurea* Lam.

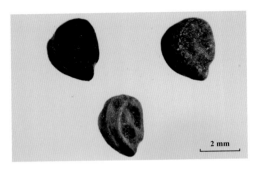

种子外观

[药材名] 牵牛子。

[性味功效] 苦，寒，有毒；泄水通便，消痰涤饮，杀虫攻积。

[生境分布] 一年生缠绕草本。生于平地至海拔2 800 m的田边、路边、宅旁或山谷林内，栽培或沦为野生。我国大部分地区均有分布。本种原产热带美洲，广泛引植于世界各地，或已成为归化植物。

[横切面特征] 种子表皮细胞1列，深棕色，形状不规则，壁波状。单细胞的非腺毛表皮下方为1列扁小的下皮细胞，黄棕色，稍弯曲。营养层由数列切向延长的细胞及颓废细胞组成，有细小维管束，薄壁细胞中含细小淀粉粒。淡黄色或黄绿色皱缩折叠的子叶2枚，子叶细胞内含有大的草酸钙簇晶，子叶上散布圆形分泌腔。

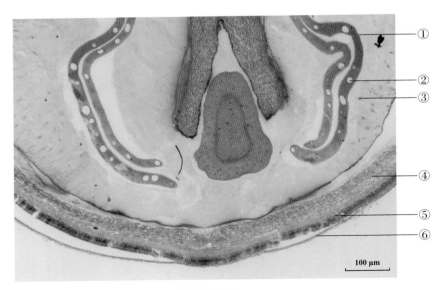

种子横切面

① 子叶；② 分泌腔；③ 胚乳；④ 种皮薄壁细胞；⑤ 种皮栅状细胞；⑥ 种皮表皮

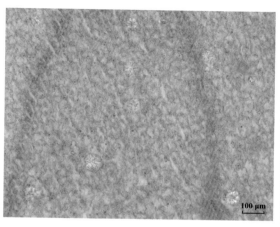

草酸钙簇晶

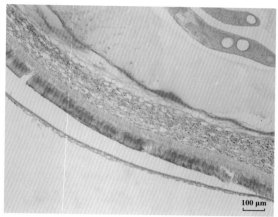

种　皮

[粉末特征] 种皮表皮细胞深棕色，形状不规则，壁微波状。子叶碎片中有分泌腔，圆形或椭圆形，草酸钙簇晶散在。下皮细胞无色，表面观类长方形，排列较整齐，壁薄。子叶细胞含糊粉粒和脂肪油滴。

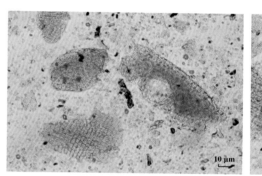

种皮表皮细胞

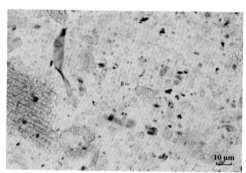

分泌腔

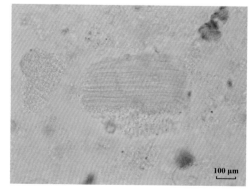

下皮细胞

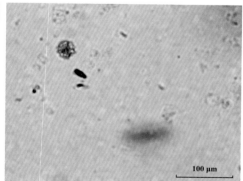

草酸钙簇晶

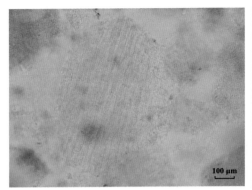 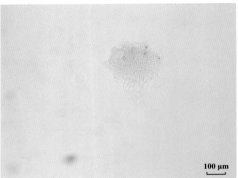

胚乳细胞　　　　　　　　　　　　　子叶细胞

马鞭草科

■ **单叶蔓荆** · *Vitex rotundifolia* L. f.

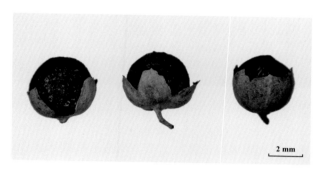

果实外观

[药材名] 蔓荆子。

[性味功效] 辛、苦，微寒；疏散风热，清利头目。

[生境分布] 落叶小乔木或灌木状。生于沙滩、海边及湖畔。分布于辽宁、河北、山东、江苏、安徽、浙江、江西、福建、台湾、广东。日本、印度、缅甸、泰国、越南、马来西亚、澳大利亚、新西兰也有分布。

[横切面特征] 外果皮为棕褐色细胞，含红棕色色素，外壁增厚，内侧有一条色素带；内层细胞大，近内侧散有油管，多已破碎。中果皮细胞长圆形或类圆形，壁微木化，纹孔明显。内果皮石细胞椭圆形或近方形，层纹明显，含有草酸钙晶体。

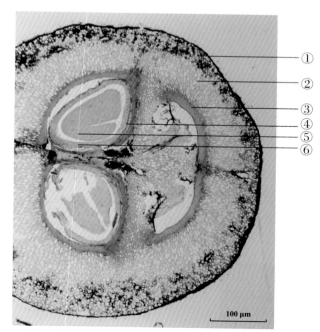

果实横切面

①外果皮；②中果皮；③内果皮；④种皮；⑤子叶；⑥胚乳

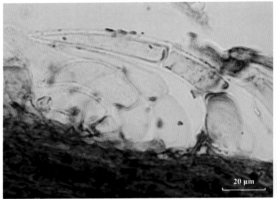

萼片表面非腺毛

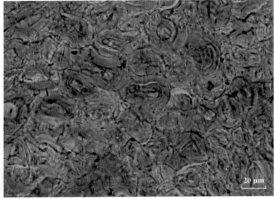

内果皮石细胞

[粉末特征] 内果皮石细胞成群或散在，类方形或近椭圆形，壁厚层纹大多明显，胞腔狭小，大多含1至数个草酸钙方晶。果皮表皮细胞表面观多角形，有角质纹理和毛茸脱落后的痕迹。中果皮细胞成片，无色或淡黄色，呈类圆形、长圆形，壁微木化，纹孔明显。非腺毛由2～3个细胞组成，顶端细胞基部稍粗，有瘤状突起。

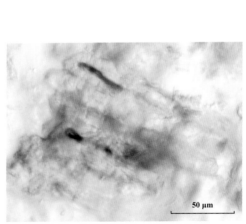

石细胞

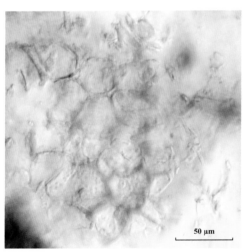

果皮表皮细胞

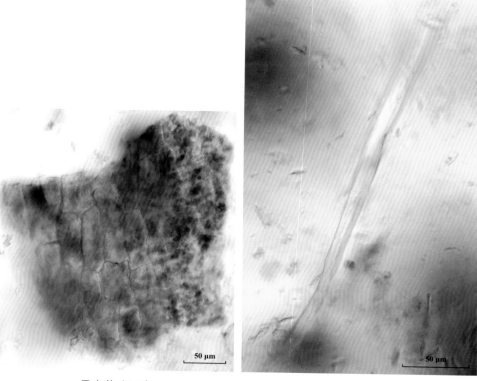

果皮薄壁细胞　　　　　　　　　　　　非腺毛

唇形科

■ 益母草 • *Leonurus japonicus* Houtt.

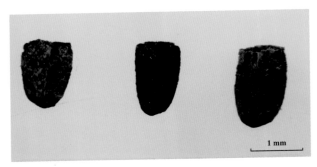

种子外观

[药材名] 茺蔚子。

[性味功效] 辛、苦，微寒；活血调经，清肝明目。

[生境分布] 一年生或二年生草本。栽培或野生于海拔 1 100 ～ 1 800 m 疏林下。分布于云南、广西、贵州等地。

[横切面特征] 果实表面有稀疏的非腺毛。外果皮为 1 列浅黄色径向延长的细胞。中果皮为 2 ～ 3 列类方形薄壁细胞，近内果皮的细胞中含草酸钙方晶。内果皮坚硬，为 1 列径向延长的石细胞，木化。种皮为 1 列切向延长的棕色色素细胞。胚乳和子叶细胞含糊粉粒及脂肪油滴。

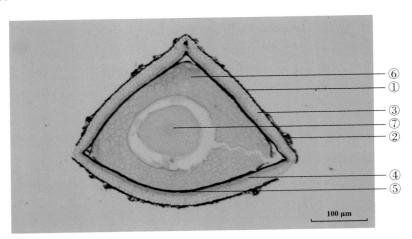

果实横切面

① 外果皮；② 非腺毛；③ 中果皮；④ 内果皮；⑤ 种皮；⑥ 胚乳；⑦ 子叶

[粉末特征] 内果皮厚壁细胞无色、淡黄色或黄棕色。顶面观呈星状，壁弯曲，方晶隐约可见。外果皮观表皮细胞表面观呈类多角形，壁稍厚，网纹细胞具条状增厚壁，并见平行线状或不规则波状角质纹理。外果皮细胞常与壁细波状弯曲的中果皮细胞连结。中果皮细胞无色，表面观细胞呈类多角形，壁薄，细波状弯曲。种皮表皮细胞淡黄棕色，表面观呈类方形，壁稍厚，胞腔内含淡黄棕色物，角质层有皱襞。内胚乳细胞呈圆多角形，含脂肪油滴并充满糊粉粒，有的可见拟晶体，呈圆多角形、菱形。

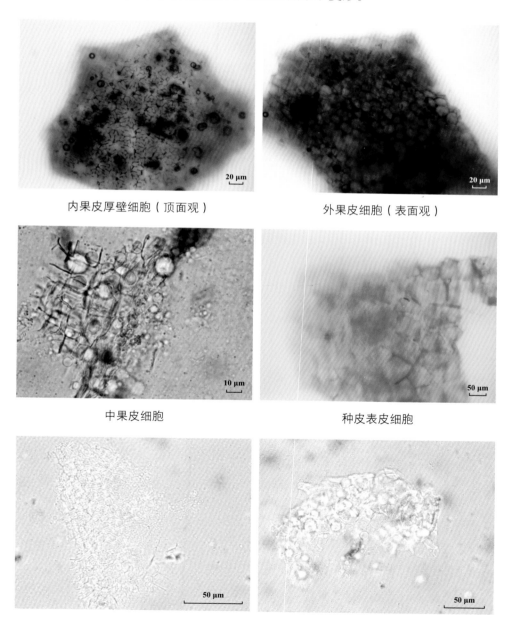

内果皮厚壁细胞（顶面观）　　　　外果皮细胞（表面观）

中果皮细胞　　　　　　　　　　种皮表皮细胞

子叶细胞　　　　　　　　　　　胚乳细胞

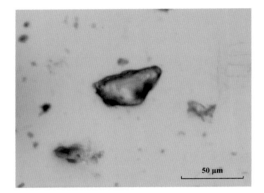

拟晶体

■ 紫苏 • *Perilla frutescens* (L.) Britton

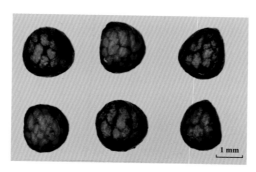

果实外观

[药材名] 苏子。

[性味功效] 辛，温；降气化痰，止咳平喘，润肠通便。

[生境分布] 一年生草本。全国各地广泛栽培，不丹、印度、中南半岛，南至印度尼西亚（爪哇），东至日本、朝鲜也有分布。

[横切面特征] 外果皮为1列棕红色细胞，散有小的维管束。内果皮为1列形状不规则的石细胞，层纹明显，内部含有块状晶体。种皮为小的近方形细胞，细胞壁雕花钩纹状增厚。胚乳细胞为类方形薄壁细胞，内含红色油滴。胚细胞含有糊粉粒。

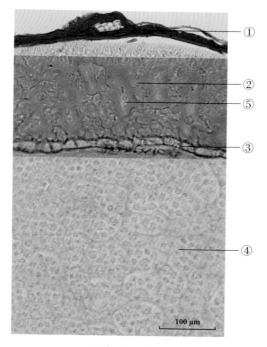

果皮横切面

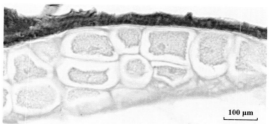

胚乳细胞

① 外果皮；② 内果皮；③ 种皮；④ 子叶；⑤ 内果皮石细胞

[粉末特征] 种皮表皮细胞表面观呈类椭圆形，壁具致密雕花钩纹状增厚。外果皮细胞黄棕色，皱缩，侧面观细胞扁薄，外壁呈乳突状，被角质层，具纵细纹理；表面观呈类圆形，壁稍弯曲，于细胞的中央或一侧可见圆形突起，表面具角质细纹理。内果皮细胞顶面观呈类多角形，界限不分明，胞腔星状。梭状厚壁细胞内侧为切向延长。

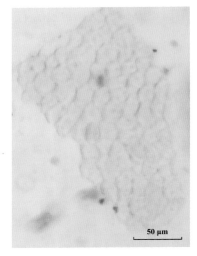

种皮表皮细胞

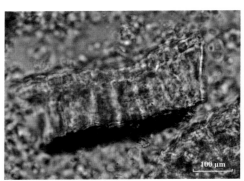

外果皮（侧面观）

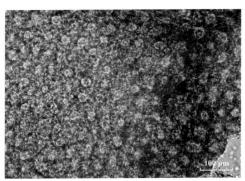

外果皮（表面观）

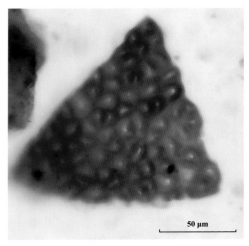

内果皮石细胞

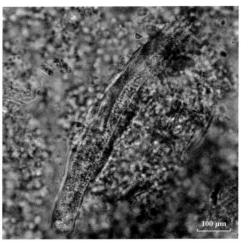

内果皮梭状厚壁细胞

茄　科

■ **天仙子** · *Hyoscyamus niger* L.

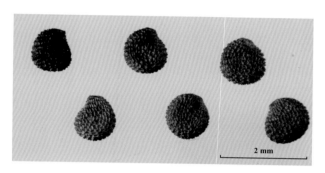

种子外观

［药材名］　天仙子。

［性味功效］　苦、辛，温，有大毒；解痉止痛，平喘，安神。

［生境分布］　一年生或二年生草本。生于山坡、路旁及河岸沙地。分布于我国华北、西北及西南地区，华东地区有栽培或逸为野生。蒙古国、印度及欧洲也有分布。

［横切面特征］　外种皮呈不规则波状突起，波峰顶端渐尖或钝圆，壁厚，具明显的层纹。内种皮为1列扁平细胞，多皱缩。胚乳细胞含脂肪油滴及糊粉粒。胚弯曲，子叶细胞含脂肪油，胚根明显。

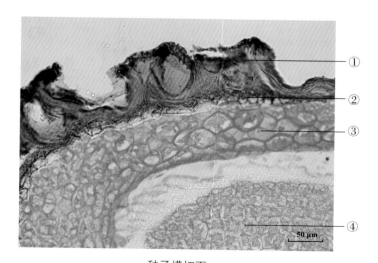

种子横切面

① 外种皮；② 内种皮；③ 胚乳；④ 胚

[粉末特征] 外种皮细胞多成片，黄色或淡黄色，表面观类多角形，垂周壁增厚，波状弯曲；侧面观细胞波状凸起，层纹明显。内种皮细胞淡黄色，呈类多角形。胚乳细胞多角形或类方形，壁略厚，含糊粉粒。

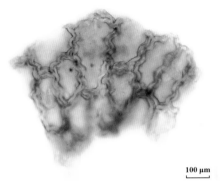

外种皮细胞

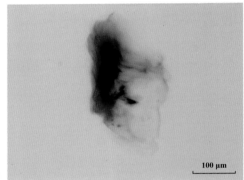

外种皮细胞（侧面观）

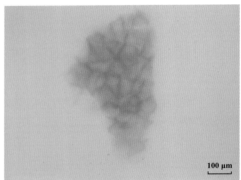

内种皮细胞

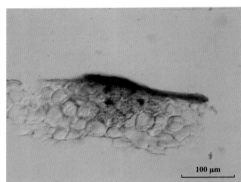

胚乳细胞

宁夏枸杞 • *Lycium barbarum* L.

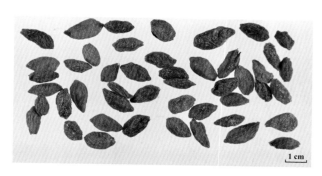

1 cm

果实外观

[药材名] 枸杞子。

[性味功效] 甘，平；滋补肝肾，益精明目。

[生境分布] 灌木。常生于山坡、荒地、丘陵地、盐碱地、路旁及村边宅旁，在我国除普遍野生外，各地也有作药用、蔬菜或绿化栽培。分布于我国东北、河北、山西、陕西、甘肃南部以及西南、华中、华南和华东各地。朝鲜、日本、欧洲有栽培或逸为野生。

[横切面特征] 外果皮为1列扁平细胞，垂周壁增厚，外被角质层；中果皮丰富，为大型薄壁细胞，散有维管束；内果皮为1列扁平包皮细胞。果皮内包含数颗种子。种皮为1列侧壁和内壁增厚的石细胞。胚乳中含油脂肪油滴。子叶肥厚，下胚轴和胚根朝向种脐。

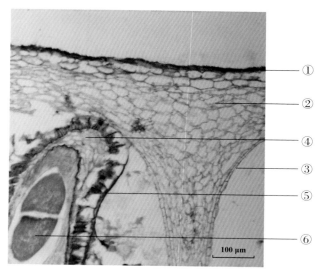

① ② ④ ③ ⑤ ⑥

100 μm

果实横切面

① 外果皮；② 中果皮；③ 内果皮；④ 胚乳；⑤ 种皮；⑥ 胚

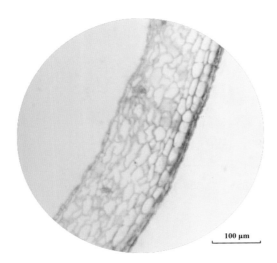

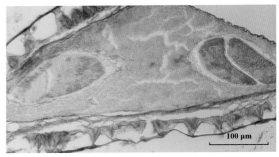

外果皮　　　　　　　　　　　　　　　　　　种子横切面

[粉末特征]　种皮石细胞成片，淡黄色，表面观呈不规则多角形或长多角形，垂周壁深波状或微波状弯曲。外果皮细胞表面观呈类多角形或长多角形，垂周壁稍增厚，平直或细波状弯曲，外平周壁表面有较细密平行的微波状角质条纹。中果皮薄壁细胞呈类多角形，壁薄，界限不甚分明。

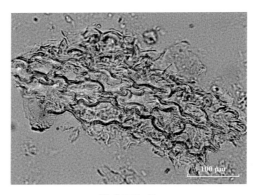

种皮石细胞

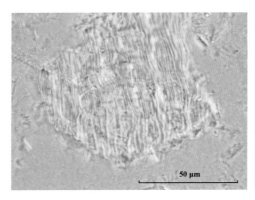

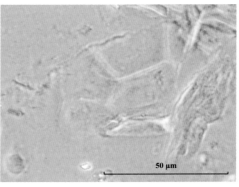

外果皮表皮细胞　　　　　　　　　　　　　　中果皮薄壁细胞

车前科

■ **车前** • *Plantago asiatica* L.

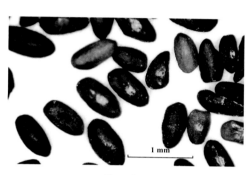

种子外观

[药材名] 车前子。

[性味功效] 甘，寒；清热利尿通淋，渗湿止泻，明目，祛痰。

[生境分布] 二年生或多年生草本。生于草地、沟边、河岸湿地、田边、路旁或村边空旷处，海拔 3～3 200 m。分布于我国大部分地区。朝鲜、俄罗斯（远东）、日本、尼泊尔、马来西亚、印度尼西亚也有分布。

[横切面特征] 外种皮细胞壁极薄，为黏液层。内种皮细胞呈类方形或切向狭长，壁薄。胚乳细胞 4～5 列，壁稍厚，腹背面内侧的多切向延长，左右两侧的呈类圆形，胞腔内充满细小糊粉粒。子叶细胞含糊粉粒及脂肪油滴。

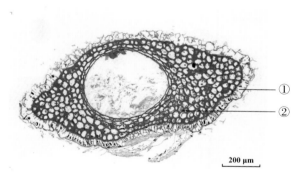

种子横切面
① 种皮；② 胚乳；③ 子叶

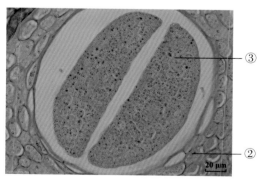

胚

[粉末特征] 外种皮细胞表观呈多角形，细胞壁薄，黏液质化，遇水膨胀溶化。内种皮细胞表面观呈类长方形，细胞壁薄，呈微波状；侧面观呈类方形或切向狭长，壁薄。胚乳细胞呈类多角形，壁稍厚，胞腔内充满细小糊粉粒。

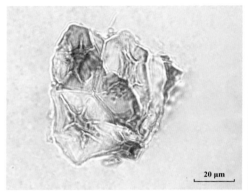

外种皮细胞（表面观）

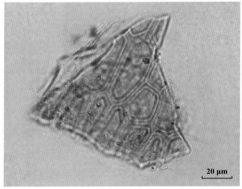

内种皮细胞

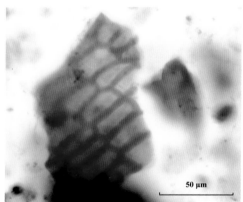

内种皮细胞

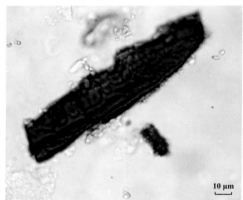

内种皮细胞（侧面观）

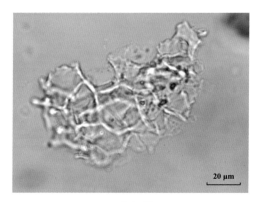

胚乳细胞

■ 平车前 • *Plantago depressa* Willd.

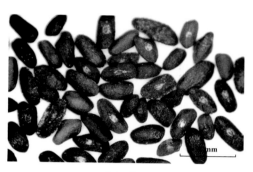

种子外观

[药材名] 车前子。

[性味功效] 甘，寒；热利尿通淋，渗湿止泻，明目，祛痰。

[生境分布] 一年生或二年生草本。生于草地、河滩、沟边、草甸、田间及路旁，海拔5～4 500 m。分布于黑龙江、吉林、辽宁、内蒙古、河北、山西、陕西、宁夏、甘肃、青海、新疆、山东、江苏、河南、安徽、江西、湖北、四川、云南、西藏。朝鲜、俄罗斯（西伯利亚至远东）、哈萨克斯坦、阿富汗、蒙古、巴基斯坦、印度及克什米尔地区也有分布。

[横切面特征] 横切面三角形，种脐位于顶端角上。外种皮为1列细胞，细胞壁黏液化。内种皮由1列类方形或类长方形细胞构成，细胞较小。胚乳细胞4～5列，壁稍厚，腹背面内侧的多切向延长，左右两侧的呈类圆形，胞腔内充满细小糊粉粒。子叶2枚，细胞细小，内含糊粉粒。

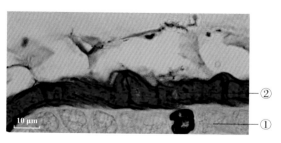

种 皮

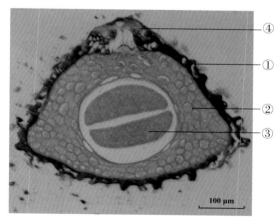

种子横切面

① 内种皮；② 胚乳；③ 子叶；④ 外种皮

141

[粉末特征] 外种皮细胞呈多角形，细胞壁薄，黏液质化，遇水膨胀溶化。内种皮细胞表面观呈类长方形，细胞壁薄，呈微波状；侧面观呈类方形或切向狭长，壁薄。胚乳细胞呈类多角形，壁稍厚，胞腔内充满细小糊粉粒。

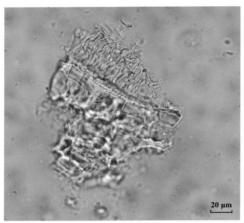

外种皮细胞（侧面观）

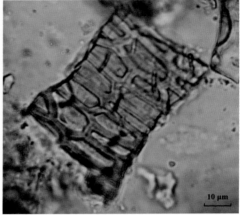

内种皮细胞（表面观）

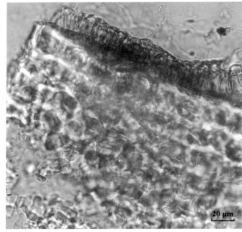
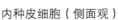

内种皮细胞（侧面观）

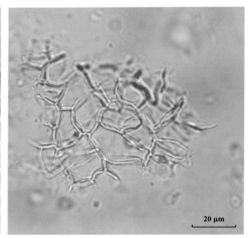

胚乳细胞

茜草科

■ 栀子 • *Gardenia jasminoides* Ellis

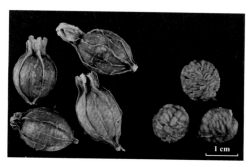

果实及种子外观

[药材名] 栀子。

[性味功效] 苦，寒；泻火除烦，清热利湿，凉血解毒；外用消肿止痛。

[生境分布] 多年生常绿灌木。生于海拔10～1500m处的旷野、丘陵、山谷、山坡、溪边的灌丛或林中。分布于山东、江苏、安徽、浙江、江西、福建、台湾、湖北、湖南、广东、香港、广西、海南、四川、贵州和云南，河北、陕西和甘肃有栽培。国外分布于日本、朝鲜、越南、老挝、柬埔寨、印度、尼泊尔、巴基斯坦、太平洋岛屿和美洲北部，野生或栽培。

[横切面特征] 外种皮由1列石细胞组成，内壁及垂周壁明显增厚，有的增厚似马蹄形，孔沟明显，胞腔内多含棕红色物；外种皮下数层薄壁细胞皱缩，不明显。胚乳丰富，胚乳细胞壁角质化，富含脂肪油，有些含单个小的柱状草酸钙晶体；最外1列细胞较小，含有草酸钙小砂晶。胚组织不发达，子叶细胞细小，有的胞腔含有脂肪油。

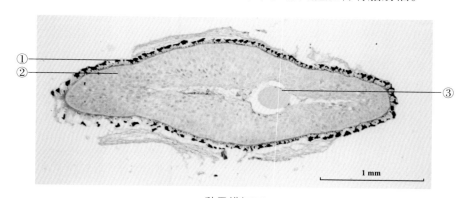

种子横切面

① 种皮；② 胚乳；③ 子叶

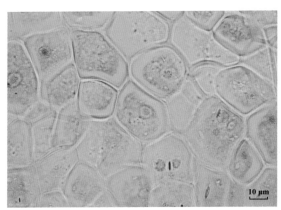

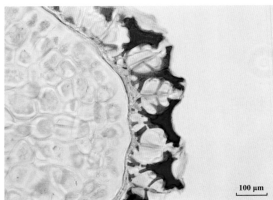

胚乳细胞　　　　　　　　　　　　　　　种　皮

[粉末特征]　种皮石细胞黄色或淡棕色，多破碎，完整的呈长多角形、长方形或形状不规则，壁厚，纹孔大，胞腔棕红色。果皮石细胞类长方形，斜向镶嵌排列，其中含晶石的细胞类圆形或多角形，壁厚，胞腔内含草酸钙方晶。草酸钙簇晶直径$19 \sim 34\ \mu m$。果皮纤维细长，梭形。胚乳细胞呈圆多角形，壁稍厚，含脂肪油滴。

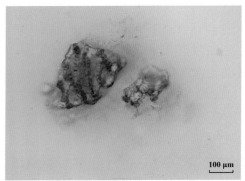

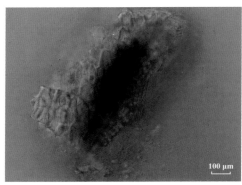

种皮石细胞（表面观）　　　　　　　　种皮石细胞（侧面观）

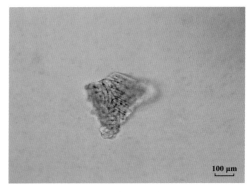

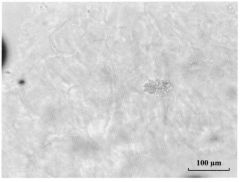

内果皮石细胞　　　　　　　　　　　　中果皮细胞

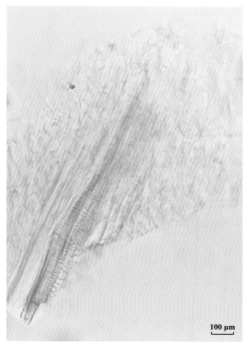

内果皮纤维

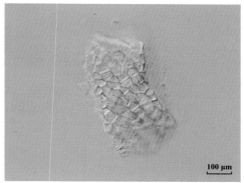

胚乳细胞

菊　科

■ 牛蒡 • *Arctium lappa* L.

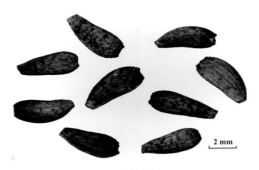

果实外观

2 mm

[药材名]　牛蒡子。

[性味功效]　辛、苦，寒；疏散风热，宣肺透疹，解毒利咽。

[生境分布]　多年生草本。生于海拔750～3 500 m的山坡、山谷、林缘、林中、灌木丛中、河边潮湿地、村庄路旁或荒地。全国各地普遍分布。各国各地亦有普遍栽培，广布欧亚大陆。

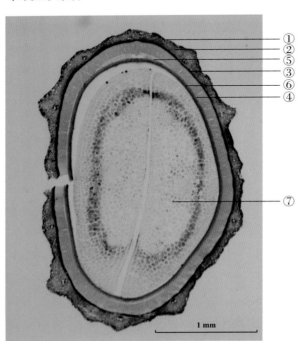

① 外果皮；② 中果皮；⑤ 薄壁细胞；③ 内果皮；⑥ 胚乳；④ 种皮；⑦ 子叶

1 mm

[横切面特征]　外果皮为 1 列大小不等的类圆形薄壁细胞，外被角质层。中果皮细胞壁稍厚，微木化，棱脊处常散有小型维管束。内果皮为1栅状石细胞，长椭圆形，木化，排列紧密，壁甚厚，层纹明显。种皮为数列颓废细胞，细胞界限不清，内含草酸钙簇晶和针晶。胚乳为1列长扁平形薄壁细胞。子叶细胞充满糊粉粒和脂肪油滴，并含有细小的草酸钙簇晶，偶见小方晶。

果实横切面

① 外果皮；② 中果皮；③ 内果皮；④ 种皮；⑤ 薄壁细胞；⑥ 胚乳；⑦ 子叶

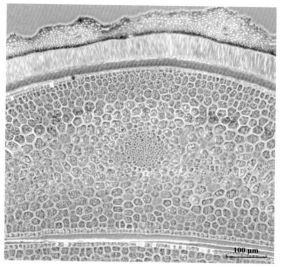

果　皮

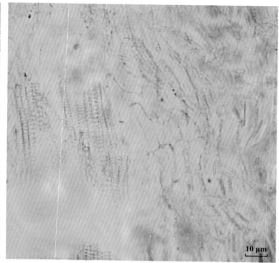

纺锤形针晶

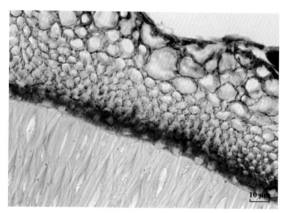

果皮表皮细胞

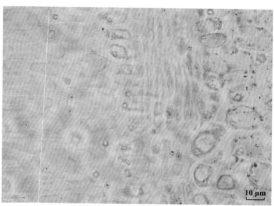

子叶内簇晶

[粉末特征]　内果皮石细胞成片，无色，侧面观呈长方形或长条形，偏光镜下呈多彩色。草酸钙方晶成片存在于黄色中果皮结晶层细胞中，细胞界限不分明，偏光镜下呈多彩色。中果皮纵侧面观细胞延长，壁具细密交错的网状纹理。外果皮表面观呈类多角形。种皮表皮细胞表面观呈类圆形内含大量草酸钙簇晶和针晶。子叶细胞呈类多角形，充满糊粉粒，有的糊粉粒中有细小草酸钙簇晶，偶见小方晶。

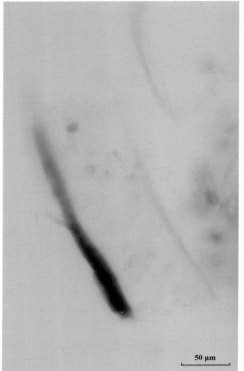

内果皮细胞

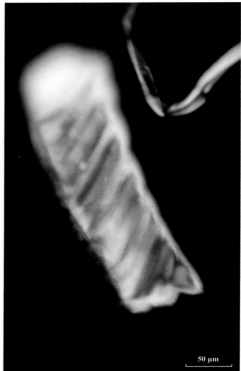

内果皮（偏光）

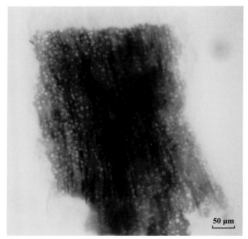

含晶细胞

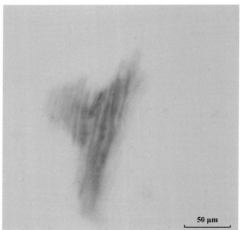

中果皮网纹细胞

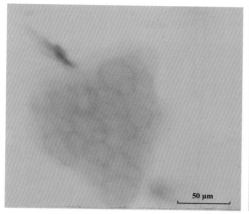

外果皮细胞

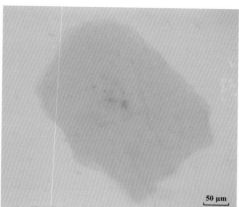

种皮细胞

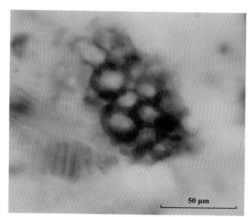

子叶细胞

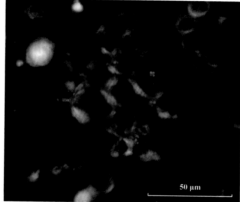

子叶细胞（偏光）

■ 苍耳 • *Xanthium strumarium* L.

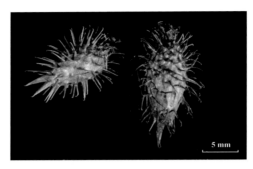

果实外观

[药材名] 苍耳子。

[性味功效] 辛、苦，温，有毒；散风寒，通鼻窍，祛风湿。

[生境分布] 一年生草本。常生长于空旷干旱山坡、旱田边盐碱地、干涸河床及路旁。分布于吉林、内蒙古、河北、山西、陕西、四川、云南、新疆及西藏等地。

[横切面特征] 总苞近圆形，表面有辐射状刺散布，中央有横隔，将总苞分为两个室，横隔内有维管束。总苞最外为数列薄壁细胞色素层，细胞大，含棕色色素。外侧可见非腺毛。纤维成束纵横交错，其内可见维管束。大的薄壁细胞颓废样。果皮表皮细胞棕色，类长方形。下层为数列果皮纤维及颓废样的薄壁细胞层。下层为1列红棕色的油管，油管内常含小的维管束。种皮细胞扁长。子叶细胞含糊粉粒和脂肪油滴。

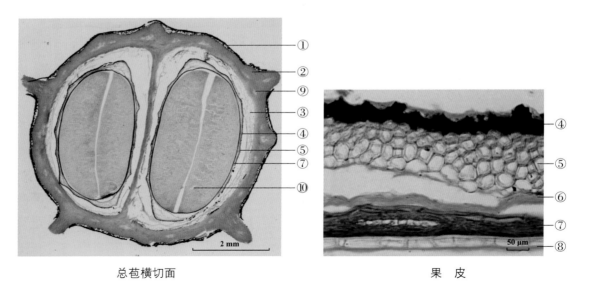

总苞横切面　　　　　　　　　　　果　皮

①总苞表皮；②总苞纤维；③薄壁细胞；④果皮；⑤果皮纤维；⑥果皮薄壁细胞；⑦油管；⑧种皮；⑨纤维束；⑩子叶

［粉末特征］ 总苞纤维众多，散在或成束，壁厚，常呈纵横交叉排列。果皮表皮细胞类长方形，下为黑色色素细胞，常与下层纤维相连。果皮纤维成束或单个散在，细长梭形，纹孔和孔沟明显或不明显。木化薄壁细胞类长方形，具纹孔。总苞表皮细胞长方形，壁薄。种皮细胞淡黄色，外层细胞类多角形，壁稍厚；内种皮细胞具乳头状突起。多细胞非腺毛偶见。

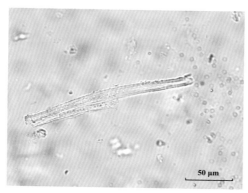

总苞纤维

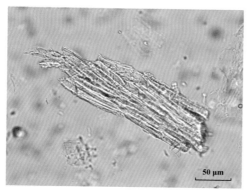

果皮细胞（带色素）

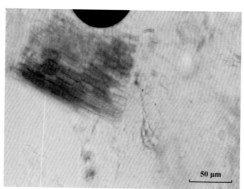

果皮纤维

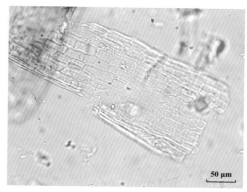

木化薄壁细胞

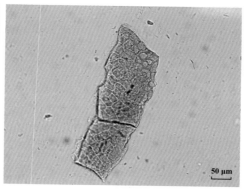

总苞表皮细胞

种皮表皮细胞

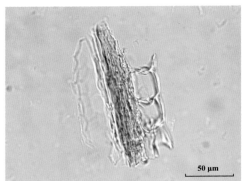
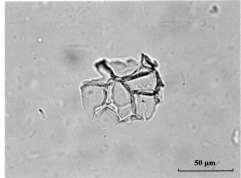

种子表皮细胞（侧面观）　　　　　　内种皮细胞

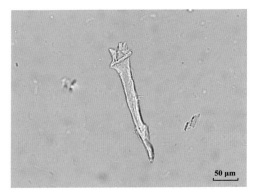

非腺毛

主要参考文献

［1］ 国家药典委员会.中华人民共和国药典：一部［M］.北京：中国医药科技出版社，2020.

［2］ 中国科学院中国植物志编辑委员会.中国植物志［M］.北京：科学出版社，1959-2004.

［3］ 黄璐琦.中国中药材种子原色图典［M］.福州：福建科学技术出版社，2019.

［4］ 徐国钧.中药材粉末显微鉴定［M］.北京：人民卫生出版社，1986.

［5］ 赵中振，陈虎彪.中药显微鉴别图典［M］.福州：福建科学技术出版社，2016.

［6］ 韦颖.105种常用药用植物果实、种子性状与显微鉴别特征研究［D］.北京：中国中医科学院，2012.

［7］ 黄璐琦，胡之璧.中药鉴定新技术新方法及其应用［M］.北京：人民卫生出版社，2010.

［8］ 刘长江，林祁，贺建秀.中国植物种子形态学研究方法和术语［J］.西北植物学报，2004，24（1）：178-188.

［9］ Exell A W. Systematics association committee for descriptive terminology［J］. Taxon, 1960, 9（8）：245.

［10］ 李春华，陶静雨，李玉虹，等.常用中药材鉴别方法的研究进展［J］.云南化工，2022，49（11）：11-16.

［11］ 杨帆.防风种子质量鉴别与评价［D］.长春：吉林农业大学，2022.

［12］ 王珺，张南平.中药显微鉴别研究与应用进展［J］.中国药事，2018，32（8）：1051-1057.

［13］ 张南平，康帅，连超杰，等.我国药用种子鉴别与分类研究进展［J］.中国药事，2020，34（1）：71-76.

［14］ 陈连庚，冯陈波，杨燕云，等.天仙子和南天仙子两种药材显微鉴别研究［J］.中华中医药学刊，2015，33（2）：322-323.

［15］ 刘家水，鲁轮，张丹雁，等.中药菟丝子与其混伪品的鉴定［J］.安徽农业科学，2017，45（3）：145-149.

［16］ 刘爱朋，张树旺，王世信，等.10种细小果实种子类药材的微性状鉴别［J］.中成药，2022，44（6）：1869-1874.

［17］ 张天天.枸杞子等中药材微性状鉴别研究［D］.石家庄：河北医科大学，2017.

［18］ 高飞燕.种子类中药微性状鉴定法研究［D］.合肥：安徽中医药大学，2013.

［19］ 郑玉光，郑倩，张丽丽，等.孙宝惠老师"微性状"鉴别中药材学术经验总结［J］.中国现代中药，2015，17（9）：988-992.

［20］李强，杜思邈，张忠亮，等.中药指纹图谱技术进展及未来发展方向展望［J］.中草药，2013，44（22）：3095-3104.

［21］白瑞，王真真.指纹图谱在中药质量控制中的应用进展［J］.安徽医药，2009，13（12）：1458-1462.

［22］王瑜婷，汪梅，何荣荣，等.基于HPLC指纹图谱和含量测定的菟丝子药材质量评价研究［J］.中国药师，2022，25（10）：1723-1728.

［23］姬蕾，杨冉冉，乔艺涵，等.决明子超高效液相色谱指纹图谱研究［J］.环球中医药，2019，12（5）：691-696.

［24］雷思敏，夏伯候，张智敏，等.夏枯草种子挥发油GC-MS指纹图谱及抗炎活性［J］.中华中医药杂志，2020，35（3）：1466-1471.

［25］黄璐琦.展望分子生物技术在生药学中的应用［J］.中国中药杂志，1995（11）：643-645+702.

［26］Petra B., Jens A., Rhenry L. D., et al. Molecular identification of carrion-breeding scuttle flies (Diptera: Phoridae) using COI barcodes［J］. Int J Legal Med, 2010, 124（6）：577-581.

［27］陈士林，姚辉，韩建萍，等.中药材DNA条形码分子鉴定指导原则［J］.中国中药杂志，2013，38（2）：141-148.

［28］杨宁，白雪，刘效瑞，等.几种分子标记技术的比较及其在中药材鉴定中的应用［J］.生物学通报，2011，46（8）：1-5.

［29］王刚，曹佩，韦学敏，等.分子标记技术在药用植物种质资源研究中的应用［J］.中国现代中药，2019，21（11）：1435-1444.

［30］翟会锋，化丽丹，季琴琴，等.PCR-RFLP鉴别胡氏苘麻和苘麻［J］.植物检疫，2019，33（2）：30-33.

［31］谢莹，华中一，赵玉洋，等.快速筛选高纯合度天麻PCR-RFLP鉴定方法［J］.中国实验方剂学杂志，2022，28（17）：113-118.

［32］肖建才，闫滨滨，杨健，等.天南星、半夏的PCR-RFLP鉴别［J］.中国实验方剂学杂志，2023，29（6）：194-201.

［33］郑诚，留钰秀，袁莉霞，等.覆盆子及其近缘混淆品的PCR-RFLP鉴别研究［J］.中国现代应用药学，2022，39（11）：1458-1463.

［34］Williams J. G., Kubelik A. R., Livak K. J., et al. DNA polymorphisms amplified by arbitrary primers are useful as genetic markers［J］. Nucleic Acids Res, 1990, 18（22）：6531-6535.

［35］邢秀芹.RAPD技术的应用［J］.食品科技，2010，35（12）：314-316.

［36］舒艳群，白守梅，陈毓亨.RAPD技术在药用植物学研究中的应用［J］.中草药，1999，30（2）：147-151.

［37］李轶，王昶，张林.RAPD技术在中药领域的研究进展［J］.黑龙江中医药，2011，

40（3）：59-60.

［38］ 姜自锋，林乃铨，徐梅.RAPD技术及其应用中的一些问题［J］.福建农林大学学报（自然科学版），2002（3）：356-360.

［39］ Sheeja T. E., Kumar I. P. V., Giridhari A., et al. Amplified fragment length polymorphism: applications and recent developments［J］. Methods Mol Biol, 2021, 2222: 187-218.

［40］ 苏增一，张娉，王芳，等.不同产地南药益智的AFLP分析［J］.时珍国医国药，2020，31（5）：1231-1233.

［41］ 杨成龙，周明强，班秀文，等.薏苡种质资源的AFLP遗传多样性分析［J］.分子植物育种，2020，18（15）：5134-5142.

［42］ 胡亚平，曹福亮，汪贵斌，等.基于AFLP遗传多样性和叶片内含物的银杏特异种质资源分析［J］.分子植物育种，2020，18（2）：466-472.

［43］ 胡尊红，王沛琦，杨谨，等.利用AFLP标记分析云南红花优异种质资源的遗传多样性［J］.山西农业科学，2019，47（10）：1756-1761.

［44］ 区智，严朋飞，张莹欣，等.红花绿绒蒿AFLP反应体系的建立与优化［J］.北方园艺，2020（9）：131-139.

［45］ 刘晓莹，李嘉惠，杨钰婷，等.基于AFLP分子标记的广藿香遗传多样性分析［J］.中国实验方剂学杂志，2021，27（4）：152-158.

［46］ 窦霄，陈俊强，董章凯，等.41份木槿种质资源的AFLP遗传多样性分析［J］.山东林业科技，2021，51（4）：1-4.

［47］ 张萌，单玉莹，杨业波，等.中国石斛属植物遗传资源的AFLP分析［J］.园艺学报，2022，49（6）：1339-1350.

［48］ 赵圆，张艳芳，杨帆，等.基于形态标记和AFLP标记的山药种质资源遗传多样性分析［J］.江苏农业科学，2023，51（6）：47-54.

［49］ 周骏辉，袁媛，黄璐琦.SSR标记在中药材分子身份证体系构建中的应用［J］.中国现代中药，2016，18（10）：1233-1236.

［50］ 赵全杰，谢腾，胡雨晴，等.基于EST-SSR分子标记技术的高良姜栽培类型的鉴别［J］.分子植物育种，2023，21（2）：557-565.

［51］ 范馨元，王添琦，武伦鹏，等.基于EST-SSR标记鉴别园参、林下参和野山参的研究［J］.中药材，2022，45（2）：305-309.

［52］ 范馨元，王添琦，惠赫童，等.基于EST-SSR标记鉴别人参、西洋参和三七的研究［J］.药物分析杂志，2022，42（3）：394-401.

［53］ 陈媞颖，蒋超，袁媛，等.基于DNA熔解曲线技术的金银花种质鉴定［J］.中国中药杂志，2016，41（24）：4572-4578.

［54］ 朱延松，张亚飞，程莉，等.利用Target SSR-seq技术鉴定60份柑橘种质资源［J］.中国

农业科学，2022，55（22）：4458-4472.

［55］ 解华云，高崇敏，叶云峰，等.基于TP-M13-SSR分子标记技术的133份薄皮甜瓜种质资源遗传多样性分析［J］.南方农业学报，2022，53（9）：2547-2556.

［56］ 黄徐骏，李海波，陈友吾，等.基于多重荧光SSR标记鉴别榉树品种（品系）［J］.浙江林业科技，2021，41（6）：24-29.

［57］ 朱凤洁，张山山，袁媛，等.金银花种质资源DNA身份证构建及遗传相似性分析［J］.中国中药杂志，2018，43（9）：1825-1831.

［58］ 张丹华，龚丽珍，庄洁旋等.广藿香基因组SSR分子标记开发与种质遗传多样性［J/OL］.基因组学与应用生物学：1-19［2023-8-09］.http://kns.cnki.net/kcms/detail/45. 1369. q.20230505.1714.002.html.

［59］ 任梦云，陈彦君，张盾，等.ISSR标记技术在药用植物资源中的研究进展及应用［J］.生物技术通报，2017，33（4）：63-69.

［60］ 王岚，郭晓琴，张宏，等.南召辛夷SRAP遗传多样性分析及指纹图谱的构建［J］.信阳师范学院学报（自然科学版），2023，36（2）：249-254.

［61］ 王洁，朱锡彭，王腾斐，等.白及种质资源遗传多样性分析［J］.浙江农林大学学报，2023，40（2）：321-329.

［62］ 张迎辉，凡莉莉，杜溶讫，等.31种石斛属植物及金石斛遗传多样性SRAP分析及DNA指纹图谱研究［J］.热带作物学报，2022，43（10）：2030-2036.

［63］ 李萍萍，王泽榕，王丁，等.基于DNA条形码和SRAP的太子参种质遗传多样性分析［J］.热带作物学报，2022，43（10）：2037-2046.

［64］ 毛立彦，龙凌云，黄秋伟，等.基于SRAP分子标记的147份睡莲属植物遗传多样性分析［J］.南方农业学报，2023，54（2）：454-466.

［65］ 李亚萍，戴惠明，姜武，等.基于SRAP标记的不同产区黄精的遗传多样性［J］.浙江农林大学学报，2023，40（3）：658-664.

［66］ 邹喻苹，葛颂.新一代分子标记——SNPs及其应用［J］.生物多样性，2003（5）：370-382.

［67］ 甘斌，田宇豪，熊兴耀等.单核苷酸多态性（SNP）及其在作物中的研究与应用［J/OL］.分子植物育种：1-20［2023-8-09］.http://kns.cnki.net/kcms/detail/46.1068.S.20210928. 0145.006.html.

［68］ 吴宇瑶.基于烟草转录组的SNP标记开发及其初步应用［D］.贵阳：贵州大学，2020.

［69］ Hua Z. Y., Jiang C., Song S. H., et al. Accurate identification of taxon-specific molecular markers in plants based on DNA signature sequence［J］. Mol Ecol Resour, 2023, 23: 106-117.

［70］ 陈梓媛，赵玉洋，谢旭桃，等.多基原九里香药材的多重位点特异性PCR鉴别［J］.中国实验方剂学杂志，2022，28（17）：106-112.

［71］ 刘亚男，华中一，赵玉洋，等.基于DSS标记特异性PCR鉴别冷背药材木槿皮基原植物

及其混伪品［J］.中国实验方剂学杂志，2022，28（17）：133-139.

［72］ 李慧，钱润，田娜，等.红天麻、乌天麻及其杂交天麻的PCR鉴别［J］.中国中药杂志，2020，45（15）：3666-3671.

［73］ 罗宇琴，蒋超，袁媛，等.多重位点特异性PCR鉴别霍山石斛、铁皮石斛与齿瓣石斛药材［J］.药学学报，2017，52（6）：998-1006.

［74］ 赵晴，谢红波，央拉，等.基于DNA条形码技术的北柴胡种子分子鉴定［J］.中国实验方剂学杂志，2020，26（14）：182-189.

［75］ 高立霞，李松涛，张丽君，等.酸枣仁和枳椇子的RAPD分子鉴别［J］.时珍国医国药，2017，28（10）：2435-2436.

［76］ 王梦圆，王霞，张典，等.砂仁及其混伪品益智仁的ISSR分子鉴别［J］.分子植物育种，2021，19（2）：562-567.

［77］ 何正文，刘运生，陈立华，等.正交设计直观分析法优化PCR条件［J］.湖南医科大学学报，1998（4）：76-77.

［78］ 李梦，李静，张小波.高光谱成像技术的发展现状及其在中药领域中的应用前景［J］.西部中医药，2021，34（10）：149-153.

［79］ 张璐，茹晨雷，殷文俊，等.基于近红外高光谱成像结合分水岭算法鉴别酸枣仁药材的产地［J］.药物分析杂志，2021，41（4）：726-734.

［80］ 郑洁，茹晨雷，张璐，等.基于近红外高光谱成像技术对不同产地苦杏仁和桃仁药材的鉴别［J］.中国中药杂志，2021，46（10）：2571-2577.

［81］ Xu Y., Wu W., Chen Y., et al. Hyperspectral imaging with machine learning for non-destructive classification of *Astragalus membranaceus* var. *mongholicus*, *Astragalus membranaceus*, and similar seeds［J］. Front Plant Sci, 2022, 13: 1031849.

［82］ Kurup P. U. An electronic nose for detecting hazardous chemicals and explosives［C］//IEEE Conference on Technologies for Homeland Security. Waltham: IEEE, 2008.

［83］ 费程浩，戴辉，苏杭，等.电子鼻技术的研究进展及其在中药行业中的应用［J］.世界中医药，2019，14（2）：257-262.

［84］ 冷晓红，陈海燕，郭鸿雁.电子鼻技术在中药领域的应用［J］.西北药学杂志，2019，34（3）：426-428.

［85］ 温英丽，罗茵，许淑清，等.不同类型电子鼻在中药质量评价研究中的应用［J/OL］.中国现代中药，2021，23（12）：2201-2208.

［86］ 黄必胜，明晶，陈科力.X射线衍射指纹图谱在矿物药中的研究进展［J］.中南民族大学学报（自然科学版），2015，34（4）：45-49.

［87］ 董雯雯，刘小平.牡蛎等中药的X射线衍射鉴定研究［J］.中国医药导报，2007（18）：186-187.

［88］袁俊，郑雯，祁亨年，等.种子活力光学无损检测技术研究进展［J］.作物杂志，2020（5）：9-16.

［89］徐飞，于慧，吴启南，等.电化学技术在中药质量控制方面的研究进展［J］.南京师大学报（自然科学版），2011，34（4）：77-82.

［90］贾广成，王海霞，叶瑞平，等.电化学振荡指纹图谱在中药质量控制中的应用进展［J］.中草药，2019，50（20）：5064-5070.

［91］刘梦楚，邹晓红，蓝伦礼，等.基于电子鼻及顶空-气质联用技术结合化学计量学区分不同产地的砂仁［J］.中国实验方剂学杂志，2017，23（6）：35-42.

［92］徐明亮，孙长海，王瑜，等.基于主成分分析的决明子电化学振荡指纹图谱的评价研究［J］.时珍国医国药，2011，22（8）：1858-1859.

［93］陈龙，梁子宁，朱华，等.鸡冠花的生药学研究［J］.广西中医药，2014，37（5）：2.

［94］康帅，江玲玲，罗婧，等.决明子及其易混淆品望江南的性状和显微鉴定与数字化研究［J］.药物分析杂志，2021，41（8）：1352-1359.

［95］张永昇.马蔺子的生态生物学特征与生药鉴别［J］.中草药，1986（1）：28-31.

［96］杨来秀，渠弼，郑婷婷，等.蒙药马蔺子的鉴别［J］.北方药学，2011，8（8）：1-2.

［97］陈丽萍，金文海.女贞子与鸦胆子的鉴别［J］.江西医药，2005，40（9）：1.

［98］李小蝶，Chayanis S.，王少敏，等.胖大海的性状及显微鉴别研究［J］.上海中医药大学学报，2020，34（2）：6.

［99］黄远洁，李卫东，孟春梅，等.胖大海三种扫描电镜制样方法的观察比较［J］.电子显微学报，2017，36（1）：4.

［100］周志峰，刘志红，董刚.青葙子与易混品鸡冠花子鉴别［J］.时珍国医国药，2000，11（4）：318.

［101］赵华英，田进国.中药青葙子和鸡冠花子的生药学系统鉴别［J］.山东大学学报（医学版），1996，34（1）：84-85.

［102］红霞，王栋.沙苑子及其常见伪品的快速鉴别［J］.内蒙古医学院学报，2018，40（6）：566-569.

［103］李晓琳，邵爱娟，展晓日，等.沙苑子及其伪品直立黄芪的显微鉴别研究［J］.中国中药杂志，2015，40（7）：1271-1273.

［104］袁瑶，胡浩彬.无花果与薜荔果、天仙果的鉴别［J］.现代中药研究与实践，2001，15（4）：36-36.

［105］吴立成，费彩云.无花果与天仙果鉴别［J］.时珍国医国药，1999，10（6）：449.

［106］罗丽，胡力，蒋超，等.蒙古黄芪、膜荚黄芪及混伪品种子的位点特异性PCR鉴别［J/OL］.中国实验方剂学杂志：1-12［2023-8-09］.https://doi.org/10.13422/j.cnki.syfjx.20231211.

索引一　药用植物拉丁学名索引

(按字母排序)

索引二　药材名称中文索引

（按笔画排序）